一枚の切符

あるハンセン病者のいのちの綴り方

崔《チェ》南龍《ナムヨン》

みすず書房

一枚の切符　目次

孤島の闘い

木尾湾物語り

第二部

一枚の切符　あるハンセン病者のいのちの綴り方

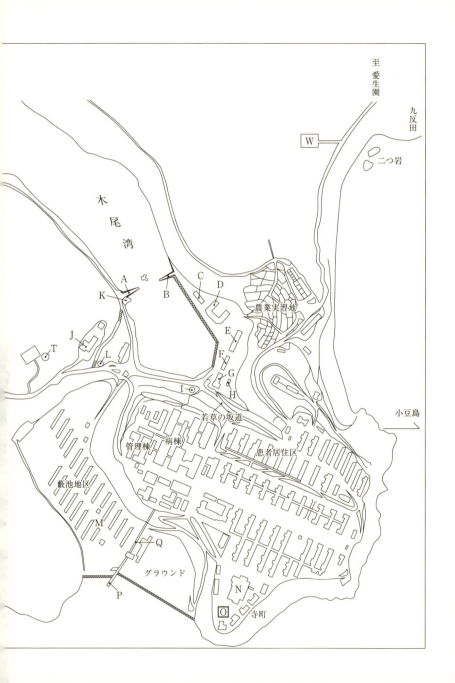

至 愛生園
九反田
W
二つ岩
木尾湾
A
B
C
D
K
農業実習地
E
J
T
L
F
G
I
H
若草の坂道
小豆島
病棟
管理棟
患者居住区
藪池地区
M
Q
グラウンド
P
N
O
寺町

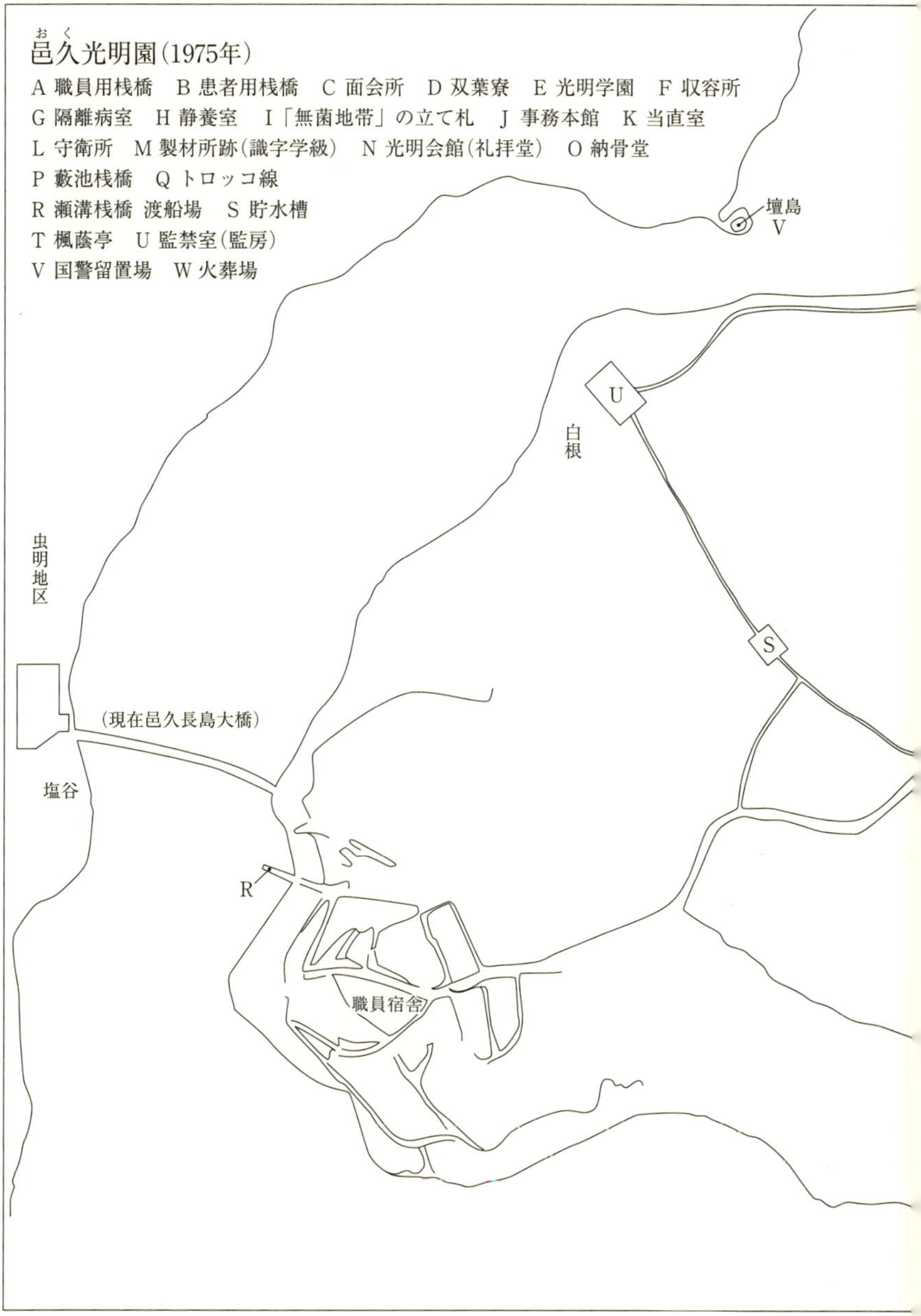
邑《お》久《く》光明園(1975年)
A 職員用桟橋　B 患者用桟橋　C 面会所　D 双葉寮　E 光明学園　F 収容所
G 隔離病室　H 静養室　I「無菌地帯」の立て札　J 事務本館　K 当直室
L 守衛所　M 製材所跡(識字学級)　N 光明会館(礼拝堂)　O 納骨堂
P 藪池桟橋　Q トロッコ線
R 瀬溝桟橋 渡船場　S 貯水槽
T 楓蔭亭　U 監禁室(監房)
V 国警留置場　W 火葬場
壇島
V
U
白根
虫明地区
S
(現在邑久長島大橋)
塩谷
R
職員宿舎

はじめに

歴史を忘れ去ってはいけない。特にそれが直視することの辛い出来事であったならば、なおさら忘れようとしてはならない。なるほど、どのような出来事も忘れ去ることができるかもしれない。しかし、忘れ去られた悲しい事実は私たちの潜在意識の中にもぐり込み、絶え間のない不安、理由を忘れ去られた不安としてざわめき続ける。私たちは忘れないことによってこそ救われるのである。

チェスワフ・ミウォシュ(1)の詩の中に次のような一節がある。

歩いただけで足に骨があたる
埋葬されてもいない肉親の骨があたるような
この国でどう暮らしていけばいいのか？

彼は、三十三歳の時、ゲットーに押し込められ絶滅収容所への移送が始まっていたワルシャワでの、ユダヤ人の絶望的な闘い〈ワルシャワ蜂起(2)〉がドイツ軍によって徹底的に鎮圧されていく銃声や叫び声を耳にしたとされている。彼自身もポーランド人として抵抗する側に身を置き、逃亡生活を余儀なくされたのだが、しかし何もできなかった痛みを負って人生を歩んだ。

私たちも同じ立場だと思う。公立・国立のハンセン病療養所では、銃やガスを用いての絶滅は行わなかった。しかし療養所は、ハンセン病を発病した人を閉じ込めて隔離しておけば、二十年から長くても三十年も経てば日本からハンセン病が無くなるであろうという目論見のもとに絶対隔離を拡大した政策の上に存在する。ハンセン病が無くなるということは、ハンセン病を病んだ人がいなくなるということを意味していた。これもまた絶滅の一つのかたちである。しかも、不十分な医療や療養体制により、入所者自らが療養所を維持する主たる労働力であることを余儀なくされた。

国家公務員として療養所の職員となる時には、誓約書を朗読する。そこには、「日本国民全体の奉仕者として職務にあたる」という意味の言葉がある。しかし、ほとんどが入所者のみを対象とする医療機関として、国民全体の奉仕者であるとはなにを意味するものだろうか。新しい職員をむかえる時に、私はよく「これは日本国民が犯した過ちを背負い、これらの入所者たちの人生をとりかえすことはできないにしても、日本国民全体にかわって可能なかぎり今の生を充実したものにすることであると思う」と述べてきた。しかし、いかに努力しても、それで新しい人生を送ってもらうことは不可能だ。私たちはミウォシュの詩句にあるとおり、邑久《おく》光明園だけでも三千人を越える死の上に今を生きている。この痛みの歴史を忘れられることなく伝えていかなくてはならないと思う。

しかしミウォシュは他の詩の中で、「人間の本当の敵は一般論というものです」と歌っている。歴史を振り返るうえで、その中で生きた個々の人々の生活を見失ってしまったのでは、何かとても大切なものをなくしてしまうことになる。この崔南龍さんの書かれた本は、その中で生き抜いてきた人の命の軌跡をみごとに私たちに示してくれている。その中には、病による差別、戦争の時代や戦後の混乱、徴用や貧困による民族を越えた怒りのみではなく、意外に牧歌的な生活も描かれていたりする。そしてまた、その背後にある虐げられた人々のエンパワーメントの歴史、闘うことにより取り戻してきた人権や、書き続けることによって顕わされてきたアイデンティティーの回復を読み取ることができる。生き抜くことが抵抗の証《あかし》であると書かれた所以ではないかと思う。そこに私たちが受け継ぐ必要のある「人間としてのあり方」を学ぶことができて感謝したい。

まだ視力を失うまえの崔南龍さんのお部屋は、とても特徴のある部屋だった。私が働くようになった時代には、入所者さんたちはそれぞれ小さな個室を自分の居室として生活されていた。そしてときに〝医局〟と呼ばれる一般病院の外来にあたるところを受診し、必要な場合には病棟に入室(入院)される体制であった。皆、同じ小さな居室に起き居されていたわけだが、部屋に入ると小さな板の間があってそこに洗面と便所が設えられており、その奥に畳敷きの部屋が続いている構造であった。崔さんの部屋に入ると、畳敷きの部屋と板の間の間は背の高い本棚で仕切られており、人一人やっとすり抜けることができる隙間を通って奥に入ると、そこは完全に本棚に囲まれた書斎となっていた。必要な本や文房具はすべて手の届くところにある空間だった。そこは私にとっては不思議に心の落ちつく空間だった。その部屋の主は温顔で、穏やかな話し方をされる崔さんだった。

崔さんがこうして新たに書物を出されることを、嬉しくも思い感謝もしている。私のようなものに、現役の職員として働いていたころから〝まえがき〟を頼んでくださった友情にも、深く感謝している。一人でも多くの方々が、崔南龍さんの人生に触れていただければと願っています。

国立療養所 邑久光明園 名誉園長　畑野研太郎

注

（1） チェスワフ・ミウォシュ：ポーランドの詩人（一九一一―二〇〇四）。一九八〇年ノーベル文学賞受賞。『チェスワフ・ミウォシュ詩集』（関口時正・沼野充義訳、成文社）より。

（2） ワルシャワ蜂起：ゲットーに集められ、不十分な食糧と不衛生な環境という狭い空間から、アウシュビッツのような絶滅収容所に移送されはじめたユダヤ人たちが、一九四四年にナチスの軍隊にたいして絶望的な抵抗を行い、数日かけて殲滅されていった出来事。

謝辞

一本の樹があって、やがて季節がきて葉が落ちて、それに虫がより寝床にしたり食べて穴をあけたりして、雑多なものにする。そのようにこの本は、整った大きな葉っぱも小さな葉っぱも、赤や黄色など色どりも少なく、あるがままの雑然としたものである。これを掃き集めて一つの形にしたものである。まとまりもなければそれを書き寄せて整理するのも大変だ。

ひとりのある男がこのような落ち葉を散らした人生を送った。虫に食われて穴だらけのもの、ところどころ水滴のような小さなあとのある葉っぱ、桐のような大きな葉っぱ、銀杏のような整った葉っぱ、朽ちかけた葉っぱ。それらをかき寄せた落ち葉の山には、大小の大きさ、形、色合いも違って交じっているが、わたしにとっては一枚一枚が愛しい落ち葉である。これを集めてくれたのは孫和代さん。それを一冊にする際、初めて一つの物語に出来上がった。それが、『一枚の切符――あるハンセン病者のいのちの綴り方』である。

八十六歳の誕生日を迎え、食べるものから下の世話まで、手となり足となり傍に寄り添ってくれる介護員さんの働きに、ただただ温かみを憶えて感謝して日々暮らしています。

この本のはじめに寄稿してくださった畑野研太郎名誉園長先生、解説を寄せて下さった友、花崎皋平さん、長らく見守り導いて下さった楽泉園の藤田三四郎自治会長、叱咤激励してくれた宇田川健次さん、親身になって傾聴に訪れてくれた故松浦順子さん、吉谷かおるさん、新田さやかさん、編集の宮田仁さん、みすず書房のみなさん、そして青木美憲園長先生をはじめ職員の方々ほか光明園のみなさん。

完全に視力を失っている私が、このようにして終始すべてを人々にお願いし、この本が出来上がった次第です。有形無形の助けをいただき、この本に関わった大勢の方々に心から御礼申し上げます。

崔 南龍

二〇一七年三月

著者・崔南龍が歩んできた道

略歴

崔《チェ》南龍《ナムヨン》（通称名、南《みなみ》龍一《りゅういち》）は一九三二年二月二十六日、父、崔性栗、母、朴小景の長男として、神戸市葺合区筒井町に生まれた。本籍地は、韓国慶尚南道東萊郡南面南寿里、在日韓国人二世である。幼児の時、家庭の事情で（父、母、姉〈南順〉、妹二人〈南植・光熙〉と南龍）、父の韓国の実家に一時帰国するが、そのまま一家離散した。

仕事のため再び父は単身で渡日するが、一年後、南龍は父の再婚相手となる義母とともに、父が働く神戸を訪れ、新たな生活が始まる。南龍五歳のころであった。そして、神戸市立筒井小学校三年生のころハンセン病を発病。その年、父が自死。義母は家族協議の結果、離婚し祖国へ帰される。孤児となった南龍は、一九四一年七月十五日、十歳で岡山県のハンセン病療養所邑久《おく》光明園に入園、患者病歴番号七六四号、南龍一と名付けられた。療養しながら無認可の光明学園で学び、のち、邑久町立裳掛《もかけ》小学校第三分校に編入し、繰り上げ卒業する。

一九四二年、光明園の青年教育と文芸活動を指導するために木下吉雄（木下順二の従兄にあたり、東京大学でインド哲学、九州大学では東洋哲学を専攻）が赴任し、創作会「島陰クラブ」を作ると、南龍はその会員となる。

四八年、十七歳で初めて書いた短編、父の死を描いた「黴《かび》」（本書序章所収）を五〇年に園の機関誌に発表。木下は、「哲学的にみてこの作品には、虚無的な味わいがある。読んだ後の印象も強く残る。一つの作品として形をなしており、文学的水準を十分満たしている」と高く評価した。

それは南龍にとって書くことへの意欲と自信につながり、一九四九～五五年、青年団団員と共にガリ版刷りの機関誌『青年』を編集、発行し、ペンネーム「吉野しげる」で執筆する（本書第二部「ひなたひかげ」所収）。しかし、二十四歳で結核を併発し、苦しい闘病生活を強いられるがまた、この数年間は、さまざまな書物を精読し、南龍一名で評論、詩や随筆（本書第二部「春想秋忘」所収）を書き連ねた時期である。

一九五七年ごろから、作家木島始が全国ハンセン病療養所文芸募集において、光明園の創作の選者を担当し、「私小説は書くな。君たちはらい療養所に隔離された存在として、社会に対して問題提起していく必要があるのではないか。社会問題をテーマにしなさい」と、数年に及び指導を受ける。だが、隔離生活の中で育った南龍の社会認識は薄く、新聞やラジオでわずかに嗅ぎとる話題をどう引き寄せるか、島の外を知らない焦りと閉塞感に悩みながら、おのれが生きる療養所を主題にした短編小説「四号室」、「送電線」、「柵」、「壁を叩く」が入選作品となり、園外では、「黒いみの虫」が雑誌『文芸首都』の佳作として紹介された。

この時期、国民年金制度が発足し、除外された在日韓国・朝鮮人療養者による年金給付の要求活動が起きると、一九六一、六二年『孤島——在日韓国・朝鮮人ハンセン病療養者生活記録』第一、二集を在日療友と共にガリ版で発行する。本名・崔南龍として、文書による初めての社会運動である。

　これをきっかけに、自治会活動に取り組み、一九六七～六八年、会計補佐、六九年、作業委員会の執行委員、七〇年、作業返還委員会委員長、渉外委員（文化部長）を経験。執筆方面では七七年に、休刊していた機関誌『楓』を『かえで』にかえて、Ｂ５判、六頁、年四回、六百部を発刊する。

　七八年には、自治会副会長を務めながら長島架橋促進委員会の委員、八一～八四年、自治会副会長、全国患者協議会の中央委員（東京本部）、長島架橋促進委員会の委員兼任、後半は自治会会長を代行し、八七年から自治会八十年史編纂委員会副委員長を引き受ける。八九年には架橋委員会解散、光明園八十年史『風と海のなか』を発行し編纂委員会解散。同じ年、南龍一編集『かえで』第四四号発刊を最後に、十二年間、ひとりで携わってきた業務から退く。

　長島大橋が開通し、九六年らい予防法廃止、二〇〇一年「らい予防法」違憲国家賠償請求訴訟に勝訴すると、社会との交流を通して南龍の執筆活動も広がり、〇二年『猫を喰った話――ハンセン病を生きて』（解放出版社）、〇六年、写真集『島の65年――ハンセン病療養所邑久光明園から』（同）を発行。この年、南龍七十五歳、それまでの生涯を描いた「大和高田から天安へ――恨《ハン》百年」（本書終章）が、第三二回部落解放文学賞・記録文学部門（作家・鎌田慧が選者）で佳作を受賞。〇七年には、『孤島』を活字版で再発行する（解放出版社）。

　しかし、七十歳ごろから脊椎損傷にて車椅子の生活を余儀なくされ、並行して視力も弱まっていった。八十歳になってからは、脊椎の具合は悪化しベッドで寝ることが多くなり、かすかに光を感じる程度であった視力も、二〇一三年に完全失明する。病み抜いた体を引きずりながら、生きている証《あかし》かのごとく、口述筆記の方法で、癩療養所の情景を記録、創作することに精力を注いでいる。本書第一部「療養所の暮らし」、「孤島の闘い」、「木尾湾物語り」、第二部「幼い日の祖国」は、二〇〇七年から孫和代が聞き取りを始め、書き起こした作品である。

私と崔さん

私が崔さんと出会ったのは、藤田三四郎自治会長、聖公会神学院の関正勝校長、花崎皋平さんらの導きで療養所を歩いていた二〇〇五年八月。偶然にも光明園の火葬場が取り壊された日のことである。親子ほど歳の違う崔さんは、初対面の私を電動車椅子の肘掛のところに掛けさせて、それを見に行こうと二キロ余りの道のりを走り火葬場へ向かった。現場に着くと、クレーン車と数台の大型トラックが路を塞ぎ、大きな音とともに作業が進み、その端に車いすを止めしばらく見入っていた。最後にクレーンの先に鉄の球をぶら下げ数回振り回すと、バコーンと一瞬にして高い煙突が崩れた。

記憶を揺さぶられたのか崔さんは、穏坊《おんぼう》の仕事に携わった当時を思い出して、身体が火に包まれるようすや遺体を鉄串でひっくり返してまんべんなく焼け焦がす人の姿を事細かに語った。そして「人間の愚かさは骨がらみなのかもしれない。こうして燃やされていく時に、まとわりついた肉が焼かれてやっと、魂は身体から離れ散華《さんげ》のごとく宙へ解けていくのだろう。私たちはみな大地に帰ることによって許されているのだから……」と空を仰いだ。

さら地になった火葬場跡を背に海を見やると、岸近く岩がふたつ並んでいる。弔いの参列者たちは向こうに望む小豆島を眺めながら、焼かれた死者の魂がふたつ岩のすきまを通り抜け、どうか故郷へ帰っていくようにと念じて涙を流したという。そのときノートに書き残したものが、それから十年を経て、「二つ岩」という小さな物語になった（本書第一部「木尾湾物語り」所収）。

聞き書きを始めたころは、歩行も困難になり視力が急激に弱まった時期で、訪れるたびに、ベッドの上で昔の療養所の情景を反芻し語ることを好んだ。ある日、友人で私塾を営む宇田川健次さん（冤罪や死刑廃止運動に携わる）に、崔南龍の著書を刑務所で暮らす死刑囚と無期懲役囚のお二人に送ってほしいと頼むと、数ヵ月後に感想をつづったお手紙が届けられる。刑に服するKさんらへのお返事に、「今日一日のことは今日一日で足りる。あなたがたも僕もこの一日を見つめて生きましょう。その積み重ねが、道を切り開く唯一の手筈ではないか」と、療養所に咲くどくだみの花のことを書いたものが、「面会所」（本書第一部「療養所の暮らし」所収）の原型である。

病に伏すこともしばしばだったが、崔さんの記憶力はまったく衰えがみられず、リハビリも兼ねてこんな風にして昔話を書き記していったらどうかと勧めると、次々とテーマが生まれた。

崔さんには語りかける相手がはっきり見えていた。「社会は自分にとって直接のものではない。らい患者として生きる僕の人生は、日本社会というかたき討ちの相手に仇《あだ》を討ち返さずに命を助けてもらい養ってもらっているようなもの。耳を傾けてくれるのは『世間』しかない。世間には僕と同じくらいの人がいて、自分が入り込んで語ることの出来るすき間がある。書いてくれるあんたも世間やな」と話す。

作品を機関誌『楓《かえで》』に発表するに当たっては、本名、崔南龍にしたらどうかと尋ねると、「療養所のみんなが園内放送で、僕の作品の朗読を聞いてくれる。ああそんなことがあったなあというてくれるだけでいい。ほんとはみんな、僕と同じことを見てきたわけやな。それにそれぞれの物語を持っていて、言えない人ばかりやからな。書いたり話したりすることができないんだよ。それを言わないまま死んでいくよりも、こんな僕であっても代わりに書いてあげれば、ああそんなこともこんなこともあったなって、自分のこととして思い出すことができる。それがうれしい。普通の家庭だったら昔話を思い出して会話するだろう。けれど、ここは赤の他人の集まりだからそんなこともできない。昔の療養所のことを事件のように書いたら、龍ちゃん、そうだったな、あれおもしろかったなあと喜んでくれる。思い出すということ、振り返るということ、たった一人で振り返ることではなくて誰かと一緒に振りかえる、相槌を打つ。療養所ではそれが触れ合いではないかな」と。療友たちと時間を共有したい彼の気持ちをおもんばかり、親しみのある名前、南龍一を用いることにした。

本名を名乗れないのは国や民族を奪われた悲しみでもあるが、所内に在る構造的差別による在日の宿命だという。文章上でも、表現を規制する見えない格子戸や園内検閲を嗅ぎとると、語りの途中で言葉を消したり思考を止めることがしばしばあった。それをいぶかると、「お前に何がわかるんだ。どうせおれは隔離に生きる野良犬さ」と怒り心頭。すると私は「野良犬ならば上等よ。癩療養所の鎖に繋がれた飼い犬じゃない。崔アボジは自立してないよ」という。「なんだ」と叱られまた、しゅんとなってやり合う繰り返しの中で作品が出来上がっていった。

「出張裁判」(本書第一部「孤島の闘い」所収)を書いているときにも藤本事件(菊池事件)の深みにはいると、黙ったまま話が進まない。次の日もまた次の日も。あるとき、「この年になって気が付いたんやけど、親父の自殺はな、僕の病気の他に原因があったと思う。真実を隠すために癩を理由にしたんじゃないか」と、今までとは違う思索を紡いでいた。崔さんが父の自死と癩を解きほぐしたと、私は身が震える思いがした。癩に繋がれていた己れの鎖を噛みちぎった瞬間だった。しかし、彼の首にはいまだ社会がつけた首輪が残ったままである。差別という首輪をはずすのは、私たち読者一人ひとりであるのだと、書き上げた今、個に潜む闇を抱くわたし自身を謙虚に引き受けたいと感じている。

著書『一枚の切符』

南龍は十歳のころに癩を発病。それを苦にしてか、病気の息子を一人残して父は自死を遂げる。親族の家をたらいまわしにされた後、奈良の叔母の家にいるところを密告されて、県の衛生課から職員がやってくると、癩療養所への強制収容が決まった。

その日、叔父と叔母に連れられて駅に着くと、待合には警官が立っていた。そこからは、一人クレゾールで消毒された黒い所を歩けと命じられ、屠殺場へ送られる家畜のように収容列車に乗せられて岡山の邑久光明園に到着する。

あれから七十五年の月日が流れた。老いの山を上っている今日このごろ、子どものころに見たあのときの光景、消毒液で濡れた黒い道が南龍の心に深く残っている。それは宿命の道であった。

癩とは病気だけでは済まない。病いがもたらすものの不運、おのれの人生どころか、血族の崩壊。人との関わりや交わりを失い、社会から遮断された療養所で生きるとは……。

自死をした父の最期の言葉、「お前さえいなければ、おれはいつでも死んでやるんだが……」。お前に生きてほしい。言葉の意味は僕を生かすという思いだったのかと問い続けた。父にとっては救いのない選択だった。

人間うまくいくことばかりではない。人と違った黒い道、自分で取り込まねばしょうがない。恨み、後悔、愛、情、いろいろなものを拾ったり捨てたりして自ら、歩いた。南龍はそういう中の一人として、癩療養所で生きている人間像を描きたかったという。悪ければ悪いなりに、希望のないものはないなりに、貧しいものは貧しいなりに、それなりに生きることを覚えた。全うしなければならない人生。現実を否定しているのではなくとも、恨み、つらみの中で、うつむいた日々を生かされていたと少年南龍は感じていた。

けれど、ど突かれ、踏みつけられても、そのとき誰かが「どうした?」と声をかけてくれるものがいたら、友人の励ましがあれば、隣人の一片の慰めの心があれば、共に興ずる笑いがあれば、それらが自分のものであるということが生きる力につながった。それは救いとなって踏み出す一歩となるのだ。

南龍には、それが「一枚の切符」だった。終戦のある日、「あんた、帰ったらいいよ」と、双葉寮の相良のお母さんが、自分に用意された大阪行きの片道切符を南龍に譲ってくれた。あくる朝、無我夢中で故郷大和高田へ戻ったが、誰もいない町を見て一瞬にして一人になったと痛感し、自ら購入した切符で再び光明園の地を踏む。

「帰ってこなくてもよかったのに」。それが、南龍を迎えた相良の母さんの言葉だった。言葉は生きて、少年の心に飛び込んできた。ガシャン、ガシャンという音とともにポイントが切り替わった。そのとき、線路の行く先が変わったという。

強制連行で、収容列車に乗せられて園で暮らすしかなかった身であったが、この一枚の切符によって、自らが引いた道となった。それまでは人生を変えようと懸命に努力したが、思い通りにはならなかった。けれど、南龍自ら選んだ道、これが出発点となった。

真っ暗な道だけれど、ともしびのような切符を手にしたのだ。びしゃびしゃに濡れた道には変わりないけれど、自ら歩く道にはすっぴんで何かを求める自分がいた。道中、なんでもない知らない人のことばとか、人間愛とか、友情とか、まだ人生の宝ものがあるような気がしてならない。生きていく値打ち、生きている価値、生きぬく力、生きる理由、そういう自分の助けとなるものを求めてたどって、探して、与えられて、現在がある。振り返ってみると、長い時間だけれど、ゆうべの夢のごとく一瞬だった、と思いめぐらす。

盲目となり、車椅子の生活になっても語り続けるのは、どんな人生であっても光を見つければ人は生きることができる。それを誰とはなしにひとりの友として語りかけたい。

在日韓国人の癩者として、意に反する組織とか同調できないイデオロギーに世話になりながら、それが屈辱であろうと生きるためには頭を下げなくてはならなかった。そういうつらさとか、痛みをこらえて「お前はどこへ行くのだろう」と自分に問いかけ続けてきた。南龍はその視点を大切にしてきたのである。

自分が描いてきた作品は、癩の語り部としての現代社会への遺言である。いかにこの世を生き抜いてきたかを語りおきたいと。

そして、駅のホームにひかれた黒い道は、途切れることなく今なお、南龍の心奥深くずうっと続いている。

追って、

振り返ってみると療養所を訪れるときのはざまには、いつも愛するものたちの死がありました。神学生鈴木宏尚くん、くるみくるまれるいのちのつどい松浦順子さん、ハンセン病優生政策によってうまれいずることのできなかった子ら、亡き吾子、耕作、薪太郎。そしてこの章を書き終えて、間もなく、長年連れ添った夫が旅立ちました。

それでも人は明日への一歩を踏み出さなければなりません。かくて、生きるとは、死と共に歩む旅路だから。

最愛なるひと　澁川敦に捧ぐ

二〇一七年三月四日

孫和代

付記

文中では、「癩」「らい」「ハンセン」と三つの表記を用いたが、著者の意図として法律が施行された時代によって使い分けた。特に病気の本質、因習や隠喩を表現するためにはあえて漢字を用いた。

癩予防ニ関スル件　法律第十一号（一九〇七年〜）
癩予防法（一九三一年〜）
らい予防法（一九五三年八月十五日施行）
らい予防法の廃止に関する法律（一九九六年四月一日施行）
ハンセン病問題の解決の促進に関する法律（二〇〇九年四月一日施行）

序章、終章と第二部（「幼い日の祖国」の章を除く）は、療養所機関誌などに執筆したものに加筆・修正して文末に執筆年を記したが、「ひなたひかげ」の章には一九四一年の作文「助けてやった犬」と、一九五〇年代前半に「吉野しげる」の筆名で執筆したものをほぼそのまま収録した。

第一部と「幼い日の祖国」は、二〇〇七年以降、孫和代による口述筆記。第一部のうち「出頭不能」「二つ岩」以外は、療養所機関誌に短縮・改稿版が掲載されたが、本書収録にあたっては元の原稿に加筆・修正した。

掲載機関紙

国立療養所 邑久光明園『楓』
邑久光明園青年団『青年』
邑久光明園盲人会『白杖』
国立療養所 栗生楽泉園入所者自治会『高原』

参考資料

全国ハンセン氏病患者協議会編『全患協運動史――ハンセン氏病患者のたたかいの記録』一光社、一九七七年
邑久光明園入園者自治会『風と海のなか――邑久光明園入園者八十年の歩み』日本文教出版、一九八九年
金永子「国民年金法成立とハンセン病療養所の在日朝鮮人」『四国学院大学論集』一〇一号、一九九九年一二月
平井佐和子「刑事事件におけるハンセン病問題――菊池医療刑務所の設立を中心として」『西南学院大学法学論集』第三九巻第三号、二〇〇六年一一月
国立療養所邑久光明園入所者自治会編『隔離から解放へ――邑久光明園入所者百年の歩み　邑久光明園創立百周年記念誌』山陽新聞社、二〇〇九年
宇田川健次（ハンドインハンド岡山）「菊池事件・再審に向けて」岡山冤罪を考える会第15回研究会（二〇一五年四月二五日）での報告

序章　療養所への黒い道

「この糞たれ奴《め》、お前さえいなければ、おれは何時《いつ》でも死んでやるんだが……」

父がこんな事を口にするようになったのは、私が十《とお》になった春、ある病院でよくない病気だと診断されてからである。

生母を知らずに大きくなった私は、父に暗い顔で、この糞たれ奴と言われる度に淋しい思いでたまらなかった。そして、よくない病気とは何だろう？　どうして人がそんなに嫌い、父が死んでやると口にする程悩むのだろうか。私は子供の頭で考えてみたが、どうしても分からなかった。

ある日、奈良に住んでいる叔母がやって来て、気晴らしに奈良見物でもしたらどうだろうと、父だけを誘って出掛けて行った。もちろん私は行けず、父が頼んでいった隣のおばさんに身の回りの世話をしてもらう事になり、十畳と六畳の家にしばらく一人で住まなくてはならなかった。

父が奈良へ行って、二、三日経ったある日、私が何時ものように学校から帰って来ると、家に見なれぬ女の人が来ていて私を待っていた。そして、その女の人は、意外にも叔母からの使いで、私の父の死を口早に告げ、早速奈良へ一緒に行かなくてはと、私の手を引いた。

（うそだ、うそだ、お父さんが死んだりするものか！）

その時、私は足が地からはなれるような驚きを感じた。

私は使いの人に連れられて神戸から奈良へと電車で走った。ところが、どうした事か叔母の家に着いた時には、死んだという父の姿も見えず、放心したような叔母と、その叔母を慰めている幾人かの隣人らしい人たちがいただけだった。私はただ事でない空気を感じ、自分の小さな身の置き所に迷った。

叔母はそんな私を見つけると、

「南龍や、しっかりしておくれよ、一体、うちとお前はどうしたらいいんだと言うのよ。南龍の親たちはお前一人に全部の苦労を残して行きたい所へ行ってしまいはった。本当にしっかりしておくれなはれや、南龍や！」

父の死の罪が私にでもあるかのように、深い息をしながら言った。

（この糞たれ奴、お前さえいなければ、おれは何時でも死んでやるんだが……）

どうして、その父が死んだと言うのだろう？　そして、私と父の死とにどんな関係があると言うのだろう？　私の頭は不可解の上にさらに不可解が重なり真っ暗になった。それでも子供心に取り残された淋しさを憶え、所はばからず泣き出してしまった。

それから二日経って、棺のない父の葬儀があった。私は変な気持ちで、白いかたびらを着せられ、藁草履《わらぞうり》をはかされ、手に持った線香の煙にむせびながら、葬列について町外れの火葬場まで行った。そして、そこで私は荒なわでしばられた、まだたがの青い真新しい樽棺《たるかん》を見た。叔母はこの中にお前の父がいると言ってなわ目をといてくれたが、私は覗《のぞ》きもしなかった。私には父が死んだとはどうしても信じられなかったからである。

不可解の内に父の葬儀がすみ、不可解の内に日が経って秋になった。私はたった一人の親族であるこの叔母の家に置いてもらう事になり、学校にも行かず、近くの子供とも遊ばず、ただ家の中にじっとしていやな日を送っていた。その間にも、どうした事か警察の者、役所の衛生課の者だと言う人たちがやって来て、

「この子供かね、崔の子供で病気だと言うのは」

と、誰も皆同じような事を言いながら帰って行くのであった。

ある日の夕方、一人者の叔母は、工場からの帰りに珍しく柿をたくさん買って来てくれた。そして、柿の皮をむきながら力のない声で私に言った。

「南龍や、病院へ行く気はないかいな、叔母さんがこんな事を言うと薄情に聞こえるかも知れんが、そうした方が互いにええと思うけんど……。南龍も知っているやろ、毎日のように見える役所の人たち、あの人たちは、お前の事や死んだお父さんの事で来てはるんや。そらお前、大人でも行きたくない病院だもの、南龍が行くと言う筈がないやろなあ……。それでもなあ、南龍、一日でも早く病院へ行けばそれだけ早く病気が治ると、役所の衛生課の人も言っていたし、叔母さんもそう思うんやけど……」

私は食べかけた柿を手に持ったまま、じいっと叔母を見つめた。すっかりやせこけた顔や茶色っぽく乾いた髪の毛が、まだ三十五だという叔母を、もうおばあさんに思わせた。私は、ふと叔母が可哀《かわい》相《そう》になった。しかし、私にはまだ父がどうして死んだのか分からず、又死んだとは信じられず、ただ父さえおれば今までのように、たった二人でも楽しく暮らしていけると思えて仕方がなかった。

「いやだ！」

私は父が今にでも、どこかから帰って来てくれそうな気がしてこう言った。

「叔母さんだっていやよ、いやがる南龍に、無理に行きなはれなんか。しかしお前も何時までも子供だと思っていたら大変よ、もうお父さんはいてはれへんのやで」

叔母は力なく肩を落とし、さも情けなさそうにつぶやきながら、皮をむき終わった柿を盆の上に置いた。置かれた柿はダルマのように、赤い体をころんころん動かしていたが、しばらくするとそれも静かになって、ポッと、思い出したようについた電燈の光にみずみずしく光っていた。

そんな事があってから、叔母はあまり私の病気の事や父の事を口にしなくなり、毎日町の工場へ通うのに日を送っていた。私は家の中にいて、漫画本や冒険本にもあき、働いている叔母を少しでも手伝おうと思って、家の中や土間などを掃除するようになった。叔母はそんな事をしなくてもいいと言いながらも喜んでくれた。私もうれしかった。

その日も私は何時ものように土間を掃いていて、隅に下駄箱のあるのに気付いた。私はそこを掃除しようと思い、中にある物を全部外へ放り出した。はきものは大部分叔母の下駄や草履であったが、一番下の箱の奥から一足の靴が出て来た。

「あっ、お父さんの靴だ！」

私は思わずそう叫んで靴を両手に持ってみた。やっぱり父がはいていた靴だった。左の方が外側ばかりいたんでいるのだから、確かに父の靴だった。父の左の足が少しびっこだったので、靴にこんな癖がついていたのだった。私が毎日、会社へ行く父のためにみがいた靴だから、私はそれを一番よく知っていた。しかし、この靴をはいていた父はどこへ行ったんだろう。私は日当りに靴を揃えて考えてみた。

「本当にお父さんは死んだんだろうか、『この糞たれ奴、お前さえいなければ、おれは何時でも死んでやるんだが……』そう言っていた父がどうして死んだんだろう？　うそだ！　うそだ！　お父さんはどこかへ用事で行っていて今に帰って来る。しかし、そうしたら、この靴は一体誰のものなのだ、お父さんのものだ。そうすると、やっぱりお父さんは……」

私はもう一度靴に手をふれてみた。靴の底には父の足跡があって、そこには灰色の黴《かび》が一面に生えていた。長い間はかないせいなんだろう。私はふと悲しくなった。そして、父がもう二度とこの靴をはくことがないのを私は、その時はっきり意識した。もう父は死んだんだ。私は靴の底に生えている灰色の黴を見つめながら、一人取り残された淋しさをひしひしと身に感じた。

私はその日の夕方、工場から帰って来た叔母に言った。

「叔母さん、僕、病院に行く」

私は父がいないのなら、どこへ行ってもかまわないと思った。父がいない所で、私もいたくなかったからだった。

「どうして急に南龍はそんな事を言い出すの？」

叔母は驚いた表情で私の顔を見た。

それから二、三日経って、雨雲が重くたれて、あの父の靴底の黴を思わせる灰色をした夕暮れに、私は病院へ行くため、町の踏切で叔母と手を振って別れた。

今はもうあの頃から何年にもなる。その内に戦争があって叔母も死んでしまった。そして、生きているのは私一人だけになった。私には、この瀬戸の小島にある癩《らい》院も住めば都で、悲しい事もうれしい事もあり、それがまた楽しいものでもあった。そうして時折思い出す父が、あの頃どうしても生きて行けなかった弱い淋しい人間であった事が、今の私には悲しい。

（一九四八年）

一九四一年七月十四日

その日、大和高田の町はおそい梅雨明けの重苦しい夕暮れに沈んでいた。

駅には灰色の制服を着た巡査がいて、白いカバーの帽子に、白い手袋、腰にはサーベルがにぶく光っていた。そして、人と時間を待っていた。三メートルほど離れた所に、色白で都会育ちの少年が半袖のシャツと半ズボンでぼんやりしていた。この田舎町の古びた木造の駅の梁《はり》を見上げたり、すり減った改札口の黒光りした柵木を物珍しそうに見ていた。

やがて「行こうか」と声がした。巡査は少年に「ぬれた黒い所を歩け」と言った。少年は巡査のサーベルが一瞬目に入った。そんなに広くない構内のコンクリートの床には、幅が一メートルほどの一本の黒い道が改札を通り抜けホームの方へ続いていた。鼻をついて胸が苦しくなるような消毒液の臭いが周囲の空気を包んでいた。少年は無言でホームを通り、黒くぬれた陸橋の階段をのぼって行った。巡査も無言で乾いたところをものうげに、すこし離れて少年の後から歩いていた。陸橋を渡って階段を降りていくと次のホームにも延々と黒い道が続いていた。それがようやく尽きた所はホームの端で数人の人がいた。

目につくのは、品のよい親子で二十歳前後と思われる能面のような色白の青年が、それも不自然に黒い学生服の上着の左右のポケットに両手を入れていた。その横で上品に着物を着こなした母親が、不安そうに話し掛けていた。そして初老の夫婦は心配そうな様子もなく周囲を見渡したり何か話し合っていた。

そこへ少年と巡査が近づくと驚きのどよめきが起こった。それが静まると少年にいろんな言葉が集まった。「お前も病気か」「歳はいくつや」「お父さん、お母さんは」、少年はそんな大人を見上げて「病気や」「十《とお》や」「お父さん死んだ、お母さんおれへん」。そのうち大人たちはささやいた。「ちょっと可哀相や」。

やがて暮れなずんだ遠くから汽笛が次第に大きくなり、ほどなく明かりを振りながら真っ黒な怪物が疲れた白い息を吐いて、目の前を通り過ぎた。いくつかの明かりのついた客車が過ぎ、最後尾の貨客車がホームの端に止まった。

「みんな、これに乗れ」、巡査が声高《こわだか》にそう言った。「え！　これ貨車やで」「文句を言うな、ぐずぐずするな、早く乗れ」。巡査の白い手袋とガチャガチャさせているサーベルに威圧されて、屠殺場へ送り込まれる家畜のように学生服の青年も、初老の夫婦も、そして少年も、明かりのつきはじめた大和高田の町並みを今一度見る間もなく、貨客車に追い込まれた。

一九四一年七月十四日の事であった。

（二〇〇〇年ごろ）

第一部

療養所の暮らし

お召列車

一九〇七年、らい予防法の前身である「法律第十一号」が施行された。二年後、癩《らい》療養所が全国五か所にでき、法律に基づく患者の収容、隔離を実施した。第一区が東京都の全生病院、第二区が青森県の北部保養院、第三区が大阪府の外島保養院、第四区が香川県の大島病院、第五区が熊本県の九州療養所である。

管轄所は患者を収容するために、さまざまな方法を考えたといわれている。先人より聞いたところ、また、記録からも当時の様子を垣間見ることができる。大正から昭和初期撮影と思われる一枚の写真には、無蓋貨車（屋根のない貨車）と、着物に帯姿で男女の区別がつかない人たち五、六人が写っている。すでにそのころから列車による患者の「強制収容」が行われたのである。昭和に入ってからは貨客車（一車両に貨物と客車が半分ずつになっているもの）が用いられた。昭和初期、各都道府県に「癩撲滅期成同盟」という民間の組織ができ、無癩県運動がさかんになった。日中戦争から太平洋戦争へと向かうなか、一等国日本を目指して癩患者の発見と療養所への収容に懸命になっていたのである。

そのころの患者輸送は非人間的なもので、まるで牛や豚を追いこむのと同じ扱いだった。外島保養院の後身である岡山の邑久《おく》光明園内で聞くところによると、患者が構内ホームから列車に乗るまでの道にクレゾール消毒液がまかれ、黒くなったところを歩かされたという。近畿二府十県の区域内（大阪、京都、兵庫、鳥取、福井、富山、石川、岐阜、滋賀、三重、奈良、和歌山）から岡山に来る場合も同様だった。それぞれの故郷の駅には消毒液の黒く濡れた道が残された。

多くの場合、夜行列車で早朝岡山駅に着き、患者の乗った車両はホームの一番端に止められる。そこはなだらかなスロープになっていて、鉄道員が表の道に出るための職員用通路であった。線路と道を分け隔てるところには、枕木を焼いた背の高さほどの柵に有刺鉄線が張ってあり、柵の向こう側の道路には患者を乗せる一台の収容バスが待っているのである。

患者の収容方法は次のようなものである。まず密告や本人、家族の申し出など、いろいろな方法で患者を探し当てる。その所在がわかれば、府県の担当官（送致官とも呼んでいた）と、医者、看護婦など三、四人が白い予防着を着用し、本人を診察にいく。そこで家族や本人の承諾があれば、最寄りの駅から収容列車で療養所へ送られることになる。療養所行きを拒否したり、勧奨や指示、命令に従わないとき、また身を隠し居場所がわからなくなった場合には、警察の力を借りて患者本人を探し求め、強制的に収容する。ときには山へ隠れたり、親戚を頼ってよそに身を寄せたりする場合もあったが、執拗な追跡によって発見に至り、身柄を拘束したうえで療養所へ収容する。これを患者の間では、「狩りこみ収容」といった。猟師が兎や鹿を追いつめて捕らえる様子にたとえてそう呼んだのである。いずれの方法による収容であっても、患者を出した家には、県の衛生課の職員によって部屋の隅から隅までまっ白い粉末状の薬剤がまかれ、クレゾール液も用いて大消毒が行われた。

患者本人が、身内の、たとえば親兄弟や親せきの誰かを伴い、自ら療養所を訪れる場合があった。そこでこの病気であると診断されると、帰宅をせずその足ですぐ入院する。これを「門前収容」といった。すすんで入れば、地元の者たちに知れることなく、残された家族が風評被害を受けずにすんだという。終戦後の一時期、患者が増えて療養所がいっぱいになってしまったときなどは、故郷から追い出されて行き場のない患者たちが、空き室を求めて、療養所の門の前で野宿をして入所の順番を待ったと聞いている。これも「門前収容」の例である。

北関東から越後、東北方面では交通の便が悪く、とくに列車は療養所まで線路の連結がなされていなかったために、車での移動を余儀なくされた。たとえば茨城県の患者たちは、群馬、宮城、青森の療養所に収容されたが、何人かまとめてトラックの荷台に乗せられ運ばれたという。冬のある日、ひと目に触れぬよう、夜なかに郷里を出発し、一晩じゅう猛吹雪のなかを走りつづけた。身を覆うシートも幌《ほろ》も用意されていなかったため、患者たちは療養所で使用するため持参した布団《ふとん》をかぶって寒さをしのいだ。翌朝、宮城の東北新生園に到着したころには、布団の上に雪が十センチも降り積もっていたという。

このほかごくまれに、事情があって、他の療養所から転所してくる者がいた。どのような理由があるにしても、居場所を探し、列車を乗り継いで、不便なところにある癩療養所にはるばるやってくるのである。

いずれの方法にせよ、患者輸送に使った収容列車を、入所者は「お召列車」と呼んだ。「お召列車」とは本来、皇族が乗るものである。車体に菊の紋章をつけた列車が通るとき、遠くからでも人びとは立ち止まって最敬礼したという。患者を輸送する列車は、一般乗客を絶対乗せず、目的地まで決して停車しない。また終戦ごろまで、逃走防止の策として、列車には巡査が同乗していた。それで皇族の乗る列車にたとえて「お召列車」と呼んだのではないかと思われる。

長い療養生活、医学的には治癒したといわれているが、社会的にみて、この病の未来はまだ遠い。故郷をあきらめ、療養所を第二の故郷とし、ここでいのち果てる思いで暮らす入所者に、昨今、「里帰り」という行政の制度が設けられ、ささやかな喜びをもたらした。いまは「お召列車」ではなく、それぞれの出身県から担当職員が来園し、入所者は里帰りのために介助者を同伴して、一般客の一人として列車を利用している。

光明学園

一九三八年四月二十七日、岡山の南東部、瀬戸内海に点在する島の一つ、陸地に近いちいさな島に、新しい療養所が建設された。島の名は長島。入り江と岬が入り組む東西に細長い地形で、周囲を赤松林におおわれている。小山を削いだ傾斜面は黄色い土がむき出しになり、木尾湾という深い入り江に点在する建物の赤瓦や灰色の煙突がみごとに青い空に溶け込んで、隔離施設とは思えぬありさまである。年間を通して木々の緑は枯れることはなく、日本のエーゲ海と呼ばれる瀬戸内海に色鮮やかな風景を織りなしていた。その島の西の端に、四年前の室戸台風で多くの人命を失い崩壊した外島保養院（近畿二府十県、公立癩《らい》療養所。現在の大阪市西淀川区にあった）が「邑久《おく》光明園」と名をあらためて、再建復興がなされたのである。

それまでの数年間、外島の患者たちは、北は青森から南は熊本まで、全国の療養所に散らばって暮らしていたが、委託されていた各療養所から次々と帰ってきた。建物は増え、患者の数はしだいに多くなる。他人ばかりの療養所内は、「男と女」「子どもと大人」「より健康な者と不自由な者」「老人と若者」「職員と患者」といった問題を常に抱えていたが、なかでも学齢期の子どもたちの療育が最大問題の一つであった。血縁者でない大人と子どもが同じ部屋で生活していたため、子どもの生活習慣を導いたり教育する制度が欠けていた。教育係がいたという話も聞くが、学校生活を送れずに大人社会に同居する子どもたちに良い影響は与えていなかったようで、将来を案ずる声があった。

子どもたち自身も学校に通うことを望んでいたので、園と患者自治会は求めに応じて一九三八年七月に光明学園（前身は外島学園）を開校し、翌年には校舎と、大人たちから切り離されて生活する少年少女舎「双葉寮」を、波静かな木尾湾の岸近くの一画に建てたのである。

学校は六十坪ほどの北向きの建物で、中央に玄関があり、その右側に「光明学園」と書かれた表札がかけてあった。玄関を入って右の突き当りにあるのが教室兼講堂、次が玄関の正面になる教室、その左にもう一つの教室、さらに左隣には教員室が設けられていた。その建物の東側、教員室の左奥には、階段を下りるとほどなく便所の別棟があった。

学校と少年少女舎には、八歳から十六歳までの男女が入ることになった。初めは女の子が四名、男の子が十名であったと記録されている。四月一日から、子どもたちは新築の「双葉寮」に住みこんで共同生活が始まった。特に自治会から頼まれた養育係（寮父母、寮兄、寮姉）の四人の下、家庭的だんらんのなかで規律や秩序を身に付けるよう育てられた。「双葉寮」は学園の東隣前にあり、九十坪ほどの大きさで、食堂を含め男女六部屋のほか、共同の洗面所、トイレ、炊事場、物置などが備えられ、多い時は七、八十人の児童が暮らしていたという。

一九四一年七月、十歳の少年が奈良の大和高田から一人、光明学園にやってきた。新しい患者は、検査、身上調査、所持品消毒、所持金の提出などのために一週間、収容所に足止めされる決まりだったが、少年ということで、入園したその日の午後には「双葉寮」へ移ることができた。少年は収容時に着せられた大人用の白衣を引きずってとぼとぼと、新しい生活を送ることになる建物の玄関をくぐったのである。

少年は翌日、養育係の柳瀬兄さんに連れられて、熱消毒でくしゃくしゃになった夏物シャツと半ズボンに白い靴下、新調の運動靴をはいて光明学園を訪ねた。その足で教員室に行くと、先生らしき男の人が少年を見るなり、「名前は？　どこから来た？　何年生？　通っていた学校は？」と矢継ぎ早に質問した。手続きは素早く進んで、どの学年に入れるかが問題になった。最も年長らしい先生が「君の学年は何年生だった？」と聞く。少年は「三年生です」と答えた。実は、神戸の筒井小学校に三年生の五月まで通っていたが、病気がわかったため、一学期の初めで登校できなくなったのである。すると一人の先生が、「この学校には三年生はいないので、二年生に行くか、四年生に行くか」と聞く。「どちらでもいい」と答えると、三年生は飛び級にして、四年生の勉強をすることになった。

それからすぐに教室に連れていかれ、四年生の教科書と、ノート、鉛筆、消しゴムなどを手渡された。そこは玄関から入って正面にある教室で、四年生と六年生の複式学級であった。六年生は六人。四年生は男の子と女の子が一人ずつだったが、少年が入ったので合わせて三人になった。そこへ先生が入ってきて、新入生を紹介する。「こんど四年生に入るこの子の名前は、いちおう崔くんとしておく。よっちゃんの隣にすわりなさい」。六年生の少年少女は、変わった身なりの新入生をじろじろと見ていた。崔少年は激しい環境の変化の渦についていけず、十歳の頭のなかをさかんに働かせたが、理解が追いつかなかった。

「起立、礼、着席」。そこで初めて先生に気がついた。身なりはセル（毛織物）の着物姿で、名前は北先生といった。複式学級なので、一方が授業をすると、片方は書き取りや計算などの自習をさせられていた。講堂兼教室は高等科一年と二年の組で、担任はやり手の矢野先生という。低学年は小島先生という若い先生であった。みんな男性である。本職の教員は一人もおらず、この学校はいわゆる療養所内の学校なので、先生も生徒も患者で、校長は療養所の所長、すなわち光明園の園長である。卒業証書の肩書は「光明学園校長、光明園園長・神宮良一」となり、そこへ光明園の大きな四角い判を押すのだが、これは社会一般では通用しない卒業証書であることが後になってわかった。

先生も生徒も治療や各科の診察があり、どちらも一人の欠席もなしに授業が進められるのは珍しいことであった。そのころの光明学園の生徒にとって、先生が同じ病気の患者であることはいうまでもないが、子どもたちは、里心の涙も乾かぬうちに親しみを覚え、三人の先生にそれぞれあだ名をつけていた。

矢野先生は、「らいおん」といわれていた。大学卒の学歴をもち、教頭のような威張りようであった。少し病気が重く、顔のあちこちに結節などが出て、髪の毛も少し薄くなり、病気の雄ライオンのように見えたのであろう。子どもたちをよく注意し、「少年は老いやすく学成りがたし」「一寸の光陰かろんずべからず」と、子どもたちにはわからない漢文を言って敬遠されていた。

若い小島先生は、「赤の先生」といわれていた。図画を教えるとき、やたらに赤の色調で描くことを勧めた。本人も海や山を真っ赤に染めあげた絵が得意で、生徒が描いた絵のなかで最も赤い絵具を用いているのを選んでは教室の窓に張り出していた。

北先生は、いつも地味な縦縞の着物を着て教室に現れた。その風貌はインテリ学生のようで、七三に分けた髪にやせこけた頰は、ついさっき寝床から起き出したようであった。いつも軽いセキをして内科の診察通いが多く、学校へ何日も来ない日があるようであった。北先生のことは、語呂合わせで「北・来た」と呼んでいた。北先生の学級はいっぷう変わっていて、天気の良い土曜日の午後は、「今日は表の学校や」といって生徒を教室の外に連れ出した。

暑さもしのぎやすくなった秋小ロのころ、北先生は「野球を見にいこう」と生徒を連れてグラウンドへ出かけた。学校を出て、入江に沿った道を行くと三叉路に出る。そこから職員地帯の道をたどって小高い坂道を越え、藪池《やぶいけ》農園を横切るとすぐそこはグラウンドである。が、三叉路の角には、白い杭に「これより先、無菌地帯。患者立ち入るべからず」と立札があり、患者は絶対にこの道を利用できない。だから遠回りとはいえ坂道をてくてく上って、高台の寮舎の間を通り西側の端に出ると、焼却場に通ずる坂道を下り、やっとグラウンドへ出た。

ちょうどそのとき、外島時代から野球の強かった人たちが試合をしているさいちゅうであった。グラウンドには、海岸で拾った魚網を竹竿に引っかけて、焼却場の近くまで及ぶバックネットにしてあった。西側の海岸端に茂る背の低い松林の陰に黒板のスコアボードがあり、北先生と四、五人の子どもたちはその陰に腰を下ろした。子どもたちは三角ベース野球しか知らないので、本格的なゲームをもの珍しそうに見入っていた。

グラウンドは一方が海、もう一方が削った崖で、長いほうが二百メートルあまり、狭いほうが二十五から五十メートルくらいの変形した長方形になっていた。ホームベースは焼却場の前で、土手の坂道に沿って一塁ベースに向かうラインがあり、そこから直角に走ると崖沿いに二塁ベース、さらに直角に海へ向かって走ると三塁ベース。ライト側にはやや深く山肌を削った土手が迫っている。レフトはその先が藪池農園といわれるほど十分な広さのある空間で、サード側には瀬戸内の海が広がっており、その彼方に牛窓《うしまど》の岬と木島が見える。球がライトに飛べば崖の中段より上はホームラン、中段以下は二塁打、レフト側はトロッコのレールを越すとホームラン、と北先生が子どもたちに解説した。そのときの先生は、麦わら帽の下のやせた顔も、なんだか楽しそうであった。

それから秋になると、北先生は「今日は釣りに行くぞ」と子どもたちを連れだした。あいかわらず着物に麦わら帽をかぶり、海岸づたいを歩いて浜に着く。そこは、碁石のような石があるので碁石ヶ浜といわれる美しい浜であった。子どもたちは、日ごろから釣りを得意にして遊んでいたので、ゴカイやらツボガイを採ってはエサにして、それぞれ釣り針を岸から海へ投げ入れた。北先生は松の木陰で、魚が釣れるたびに歓声をあげる子どもたちの様子を見て、楽しそうな顔をしていた。

北先生は持ってきた包みを開き、これを食べろと子どもたちに握り飯を手渡した。子どもたちは海で手を洗い、海水のしょっぱい味のする握り飯にかじりつく。北先生はそれをじっと見ていた。子どもたちは握り飯を食べ終わると、また釣りに精を出す。釣果はベラ、キス、アイナメ、ハゼ、ドンコなど磯の小魚で、持ってきたバケツにかなりの数が釣れた。北先生はまだ生きている小魚を見て「それを俺にくれ」と頼むので、みんな先生にあげた。

光明学園は、やがて太平洋戦争の渦に巻きこまれ、子どもといえども勤労奉仕、戦争にまつわる園の行事等に動員された。矢野先生は一九四一年暮れに熱こぶやら神経痛がひどくなって学校を休まれ、それ以降は姿を見せなかった。北先生も冬になって風邪をこじらせ休まれ、学校には低学年担任の小島先生一人になってしまった時期もある。そこへ新しい先生がやってくることになった。

一人は南条先生といって、神戸高等工業学校出身の先生である。数学が得意で、六年と高等科を受け持っていたのであるが、連立方程式、平方根やら三角形の代数的証明、幾何学的証明など、黒板にいっぱい数字と図式を書きまくる。生徒たちは高等教育を受けるようで嬉しがっていた反面、わけがわからないので困っていた。

次は村田先生が来た。農学校出身で実習指導に熱心で、四三年から四四年にわたって、午後はすべて農業実習であった。学校の裏の空き地はもとより、崖に至るまで建物の周りすべてを耕し、双葉寮あたりの空き地もことごとく畑に作りかえてしまった。村田先生は四五年ごろまで学校におられたようである。崔少年は村田先生のクラスの生徒であり、四五年の二月、「光明学園」最後の卒業生として、小学校高等科二年の学業を終えた。

卒業した生徒たちのその後は、戦中の貧困のなかでより困難を極めた。年齢が十六歳、光明学園の学業が高等科二年修了という条件に達する者が、いわゆる一般舎、上部の大人舎へ移動するのである。普通は子どもたちの年齢と在籍学年は一致するはずであったが、病気を隠すため長期にわたって学校へ行けなかったり、隠れて家庭の仕事を手伝わされたりしたなどの事情で、歳をとっていても学年とは一致しない場合が多かった。

子どもたちのなかには、小学校六年で十六歳という生徒がいたり、病気が重く神経痛や熱こぶのため光明学園にも行けず、治療棟通いする子どももがいた。そのように何人かの子どもたちが留守番のように一日じゅう双葉寮に残って時間を過ごしていた。そういう者と女の子や小さい子どもたちは、食糧難の状況のまま取り残された格好になった。

そこで、この子たちを何とかしなくてはならないと考え、園や患者自治会の人たち、双葉寮の養育係が相談して、光明学園の卒業生に「農業実習生」として残ってもらうことにした。混乱が続く戦後二年ほどは、十六歳か、あるいは高等科卒業の資格を得た男子のうち二、三人は大人舎に上がらず、寮の裏の山を開墾して作った段々畑を耕作するため、双葉寮に居残ったのである。

その農業実習生の少年たちに、イモや野菜のつくり方など手を取って指導したのも村田先生であった。先生は、授業のときは話すよりもやたらに黒板に文字を書くのが得意で、それをノートにとる生徒たちは難儀した。そして午後からは農業実習で厳しくしごかれる。キュウリやトマトなどの枝に支柱を添えたり、伸びた芽を切り止めて二本立てにしたりすると、たくさんの収穫があった。子どもたちは、朝早く、南京（カボチャ）などのオシベの花粉をメシベに受粉させる作業を、意味ありげな顔で眺めていたものだ。

とくに子どもたちが嫌がったのは、ナスやキュウリにつく虫取りである。ニセテントウムシやウリバエが、キュウリやナスの葉について食い荒らしていた。殺虫剤などないので、手で捕えて潰し殺すよりほかに方法はなかった。毎日のように虫取りをやっても追いつかず、穴の開いたキュウリやナスの葉がどうしてもできあがってしまう。それでも収穫時期には、ナス、トマト、キュウリなどが毎日のようによく採れて、子どもたちは歓声をあげて喜んだ。トマトは、初めて作る土壌では害虫がつかないのでよく実り、最盛期には寮の子どもたちでは食べきれず、病室に大きなトマトを持っていってみんなに喜ばれた。子どもといえども、物を作る仕事をやらざるをえない時代であった。ジャガイモを作り、カボチャを作り、サツマイモを作って、そのツルや葉も食って、光明学園を出て、なお生きていたのである。

光明学園は、一九四五年五月五日、岡山県知事によって地元の裳掛《もかけ》小学校第三分教場として承認された。これをもってその歴史を閉じたのである。癩療養所の歴史からみれば、その時代は五年前後という短いものであったが、戦中戦後、家族と離れ長島で人生の大事な少年少女期を送った子どもたちにとって、闘病生活のなか、ここで学び、さまざまなことをともに分かちあった体験は、生涯そのものである。

裳掛国民学校第三分教場は、やがて一九四七年学校教育法に基づく六三制によって裳掛小・中学校第三分校となり、教師の資格のある先生が教壇に立つこととなった。

面会所

光明園の建物から見て、東には同じ長島に立つ療養所の愛生園があり、北には島の入り口にあたる木尾湾という深い入り江の湾がある。一九三八年、光明園が大阪の外島保養院から移設されたころ、長島に渡るには船しか交通手段がなく、ここの船の発着場が療養所の玄関になっていた。入り江は北側から陸地に入り込んでおり、入る船から見て右手にあたる西側が職員用、左手の東側が患者用と、それぞれ専用の桟橋に分かれている。それらはカニの爪のように左右から突きだしており、船は決して発着所を見間違うことなく行き来する。

職員桟橋には毎日、通勤船、郵便船が行き来し、職員たちは島の外から通ってくる。職員桟橋の陸側には、船舶の詰所《つめしょ》と呼ばれる乗組員の当直室まであり、はじめ木造であった桟橋も、のちに石造りに架けかえられた。

対岸の患者桟橋のつけ根のあたりに「面会所」が立っている。「面会所」は西の木尾湾のほうを向いており、窓からは入り江が見わたせ、東側の裏手には小高い山の崖が迫っている。建物は十五坪くらいの南北に細長い一階建ての木造で、三つに仕切られていた。

家屋の北端には詰所があり、警官上がりの強面《こわもて》の守衛さんが番をしていた。園の職員として面会人の案内や面会時間を管理し、その立会いもしていたが、当直することはほとんどなかった。詰所の隣は面会人の宿泊所になっていて、六畳くらいの畳敷きの部屋があった。二、三人くらいの面会人は宿泊できる広さだが、外部の人が寝泊まりしたという話はあまり聞いたことがない。

残り半分の南側の部屋が面会室となっていた。同じ部屋で会うのに、面会人は入り江側の表玄関から入り、患者は山側の裏口から入ることになっていた。部屋の真ん中には、幅一メートルくらいの仕切り板が南北に端から端まで通してあり、面会人が患者のいる側へ行けないようになっている。患者のそばにいくには、面会人はいったん外に出て裏から入り直すしかなく、表向きはその長広い机を挟んで面会する仕組みになっていた。守衛さんが立ち会うのだが、ちょっと心づけでもして席を外してくれるようにお願いしたら、何時までと時間を区切ってその場を立ち去り、詰所に行ってお茶を飲んだり煙草を吸って時間をつぶすこともあったようだ。その間に双方がこっそり部屋を抜け出して建物の後ろに回り、裏で会うことも黙認されていたと思う。面会は月に一人か二人あるかないかのことで、めったにない機会のために暗黙のルールができていたのだろう。

面会所の南側、建物の続きに桃畑があって、花も実もつける豊かな木々にはいつでも小鳥が集まってきていた。建物の裏側には山が迫っていて、その間は広いところで二メートル、狭いところは一メートルもなく、山際に沿って細い排水路が掘ってあり、ちょろちょろと水が流れていた。崖っぷちの土手には草やシダがおいしげり、松の木など大きな木もあって、枝葉におおわれてジメジメした薄暗いところだった。人目につきにくくなっているこの場所は、患者と面会人にはちょうどいいあんばいになっていた。そこでお母さんは子どもを抱いてやったり、狭い板壁に並んでもたれて、家のことなどを話しあったのだろう。こうして親子触れあうのも束の間。時間がきて守衛さんが戻ってくると、面会人は別れを告げて去っていくのだった。

この桃畑を挟んで少年少女舎「双葉寮」があって、その先、木尾湾の奥、右手には北向きに療養所内学校「光明学園」が建っている。また車一台が通れるほどの敷地を離して、光明園に来た誰もがみな第一歩を踏み入れる「患者収容所」が木尾湾の突き当りにある。その収容所の窓から右手の東側、入り江のほうの出口のところに見えるのが「面会所」であった。初めて収容された人びとが、いつか訪れるだろう家族を想ってその場所を眺め見たのかもしれない。

さらにその隣に「隔離病室」があった。雑居部屋の衛生状態が十分でないため、「疥癬《かいせん》」という皮膚病が多く発生したので、ここでは集団生活から切り離した特別な治療が行われていた。

その「隔離病室」の西端から直角に奥まったところ、山を削った崖下には「静養室」があった。静養室とは名ばかりで、実は精神病の患者が入るところである。建物の西側にある坂道を通ると、ときおり、そのあたりから意味不明の奇声が聞こえてくることがあった。

木尾湾にはこのように大小さまざまな建物があって、「面会所」を訪れるには、これらの建物の前を通ってたどり着く。開園前から、本土と長島の間に手漕ぎの渡し船があって、そのあたりを「瀬溝《せみぞ》の渡し」と呼んでいた。ここが長島の第二の玄関口であり、面会人はここからやってきた。長島側の船着場に着き、島内に向かう坂道を上ると、間もなく官舎（職員）地帯に入る。まず初めに看護宿舎、医官官舎、一般職員官舎、それから見晴らしの良い小高い場所に出ると、二階建ての立派な園長の官舎が海に向かって立っている。それを横目に上り、下りの山道を通り抜けると、園内で一番大きい「事務本館」の建物があり、そこへ通ずる階段の左下には電話ボックスほどの「守衛所」があって、患者の出入りの見張りや面会人のとりつぎをしていたようである。

そこで守衛さんに、面会にきたと告げると、「事務分館」に行くよう指示される。分館は高台の患者地帯に入る境目に建っていた。土手の道を上っていくと、汽缶（ボイラー）場、炊事場、倉庫を通り、やがて分館の裏手に出る。その先の患者地帯と職員地帯の間には、波型のトタンでできた、背丈より高い塀が張りめぐらされていた。守衛室から連絡があると、分館では係の職員が待っていて、ここから付き添われて患者地帯に入り、面会所へ案内される仕組みになっていた（前もって患者は呼び出され、いついつ面会人が来るが、ただし秘密にするように、と口添えされた）。そして最後の緩やかな坂道を下りると、木尾湾の入り江の道に出る。入り江沿いをしばらく行くと、高台へ上がる坂道と、なお淵を進む道との三叉路にぶつかる。ここまで来るとやっと、面会所が見えてくる。面会人は起伏のある山道を二キロほどこうして歩いてこなければならなかったのである。

それはまだ私が十歳になったばかり、光明園に入園して間もない七月ごろのことだった。私が暮らす宿舎は「双葉寮」といって、七歳から十三歳までの子どもが大勢いて、男の子も女の子もいっしょに暮らしており、同じ病者の寮母さんと寮父さんにお世話してもらっていた。みんな家族と離れてここに入ってきたのだから、子どもながらもその境遇を受け止めてか、一つの大きな家族のように振舞っていた。そこへ、本当にときおり、年に一人か二人だったが、はるばる遠くから子どもに会いに療養所を訪ねてくる親がいた。

ある日、お昼の片づけがすんでいつものようにみんなで遊んでいると、寮母さんがやってきて、七歳になるけんちゃんが呼ばれた。「お母さんがやってきたので、急いで面会室に行くように」という。私たちは、「めったにないことを聞きつけた。人のことでも、そりゃあえらいこっちゃなあ」と大騒ぎになって、こっそりけんちゃんの後ろをついていくことにした。

入り江に沿って野道を歩いていくと、赤い瓦屋根の建物があった。窓が開けっぱなしなので、外から部屋の中がまる見えになっていて、療養所と社会を分断し、逃げ出せないように置かれている境界線の木机が見えている。そして、長広い机の真ん中に、こちら側に向かってぽつねんと一人座っている女の人がいた。近くまで来るとけんちゃんは喜んでお母さんのところに駆け寄っていき、まだ小さいので、机の下をあっという間にくぐり抜け、赤ちゃんのようにお母さんに抱きついて甘えているのだった。

二人ですごすうちに、ほどなく面会時間に限りがきたようで、守衛さんが何やら話しかけている。向こう側に戻るには、瀬溝の渡し船がなくなる前、まだ陽が高いうちに帰らなければならず、お母さんは、船着き場まで子どももいっしょに行けるようにと守衛さんにお願いをしたのだが、途中までしか許されなかった。しかたなしに、お母さんはけんちゃんの手を引いて、もと来た道——木尾湾の奥にある細い道——を歩いていった。子どもたちは、面会室の裏の山側を先回りして林を抜け、二人の後ろ姿を追いかけた。

やがて、木尾湾までやってくると、三叉路の境で、白い杭にぶつかった。そこには、「これより先、無菌地帯。患者立ち入るべからず」と書かれた標識が立っていた。ここから先は、病気のけんちゃんは入っていくことはできないのだ。追いかけてきた子どもたちも、ここで立ち止まるしかなかった。

けんちゃんは一瞬止まりかけたが、帰っていくお母さんを追っかけて走っていく。だんだん細くなっていく道でお母さんは足を止め、泣きじゃくっているけんちゃんを抱きかかえると、また少し歩き、こんどはぎゅっと抱きしめて、また歩き、道が海に沿って曲がりくねったところまで来ると、もう一度立ち止まって、けんちゃんを懐に抱きしめ、赤ちゃんをあやすように「高い高い」をして見せた。そしてまた、こちらに背中を向けると、瀬溝の方角を指して無菌地帯の道を足早に去っていった。けんちゃんはまた泣きながら、「お母ちゃん、お母ちゃん」と、入ってはいけないところまで追いかけていく。お母さんは急ぐ足を止め振り返って、たまりかねたようにけんちゃんを抱き上げ、「また来るからね」と慰め、小走りに道を急いだ。

それでも、けんちゃんは追いかけた。すると目の前に赤い本館の守衛所が見えてきたのだった。ここまで来ると、職員に見つかって叱られるのもかなわんし、けんちゃんも疲れたのか、あきらめたのか、足を止め、お母さんからおみやげにもらったお菓子の袋をしっかりと胸に抱きかかえ、「お母ちゃん、お母ちゃん」と、遠ざかっていくお母さんの後ろ姿を見つめ泣きじゃくっていた。やがて、けんちゃんのお母さんは守衛所の建物の窓口に着き、何か用事を足して、乗り遅れないように瀬溝の渡しにある船着き場に向かう。遠くに見えていたお母さんの姿は、足元からだんだんと短くなって、やがて消えてなくなってしまった。

けんちゃんはその場所にうずくまって、「お母ちゃん」と叫びながら泣いていたが、しばらくすると、入り江からザブーンと波の音が聞こえてきた。呼べど叫べど返事はなく、なんの気配も感じられない。さっきまでそこにいたはずのお母さんのぬくもりまでも、海風に連れ去られてしまったのか、そこにはただ赤土の崖と植林した松林の景色だけが残されていたのだった。周囲の寂しさに、けんちゃんはふっと我に返ったようにお菓子の袋を抱きかかえ、もと来た道を、後ろも振り返らず一目散に走り始めると、その小さな足で子ども寮を目指してまっしぐらに帰っていった。

そこで待っていたのは、心配そうな顔をした、白いエプロン姿の寮母さんだった。玄関先で寮母さんは大きく手を広げ、けんちゃんを抱き上げた。そして、「お母ちゃんに会えてよかったね」といって、涙と鼻水でじゅるじゅるになった顔をエプロンのすそできれいに拭いた。けんちゃんは、しばらくしゃくり上げて泣いていたが、寮母さんが「お菓子をもらってよかったね、おいしそうだね」というと、くしゃくしゃになったお菓子の袋を差し出した。「これみんなにあげるの？」とたずねると、うっとこらえてから、「うん」と答えた。けんちゃんは、動物の形をして白砂糖がついたビスケットを一つずつ袋からつまみ、大事そうに取り出すと、彼の周りをぐるりと取り巻いていた私や子どもたち一人ずつに分けてくれたのだった。

みんな思わぬご馳走に、おおはしゃぎで、そのうちビスケットに象《かたど》られた動物の名前を呼んで、「これはワンちゃんやな」とか「うちのはニャーニャーやで」などと当てっこ遊びが始まると、いつの間にかけんちゃんのご機嫌も直り、鼻水や涙はすっかり乾いていた。

私も一匹の動物ビスケットをもらい、それを手にして双葉寮の裏に出た。そこから隣の桃畑を抜けて面会所の裏に行った。陽の当たらない静かな隠れ場。一人でその甘い味のするビスケットをかじりながら、お母ちゃんはどうしているのかなあと思った。幼いときに離れ離れになってしまい、自分が病気になってこの療養所にいることさえ知らないはずだ。それなのに、お母ちゃん、自分のところに面会にきてくれないかなあ、と……。そんなうらやましさと寂しさとで、何ともいえない気持ちで胸がいっぱいになった。

気がつくと半分かじったビスケットを持ったまま、私は泣いていた。足元には白い花が一面に咲いていて、自分の心といっしょに涙していた。

それから戦争が始まって、人はだんだん来なくなり、面会所も使われなくなった。戦時中は鍛冶屋の仕事場、戦後は施設や業者の資材置き場や倉庫に変わり、世の移り変わりを経て、いまはもう荒れ果てた廃屋になってしまったが、建物の面影は少し残っているようである。

梅雨の時分になると、面会所の軒下あたり、東側と北側に残された跡地には、建物の基礎に沿ってポツンポツンと白い花が咲く。ある日、誰かが、あれは薬草だ、と言うので、何の花か聞いてみると、「ドクダミ」という。茎も葉も陰干しにして煎じて飲むと、苦くて生臭いけれど、解毒剤になるそうだ。雑草で、軒下など日陰に自生するので、「陰に咲く花」である。不思議なことに、陽にあたっていない葉ほど効能が高いといわれ、暗いところに茂る葉を人は好んで摘み煎じるという。四枚の花びらに包まれた真っ白い小さな花は、地面にツルを這わせ、深い緑色の葉におおわれた隙間から顔をのぞかせる。点々と咲く小花は薄暗い地面にちりばめられて、まるで天然の水玉模様のように私の眼に映る。そして、日陰に育つ雑草が、これほどきれいでなお、薬草として役に立つことを知って、陰の道を歩いてきた私もそうありたいと思うものである。

いま私は眼を悪くして、もう長島の風景を見ることもできなくなった。けれど梅雨のころになると、面会室の裏に咲いていた白い花と、地面を見つめ目を伏せて涙した母子を思い出す。重ねて、幼いころに別れた母親のことをじっと想う。

療養所で生きた者として、どくだみの花も、面会所も、親子のありさまもそれぞれの人生の来し方、それがこの病気の持つ宿命のようにしか思えてならない。

礼拝堂

室戸台風によって壊滅した外島保養院が、長島に光明園として再建された翌年の一九三九年、他の建物に遅れることなく「礼拝堂」という大きな施設が建てられた。収容人員千人と言われる広さのなかに、舞台が二つ設けられていた。西側舞台は職員専用で、東側が患者舞台である。「礼拝堂」という名前のとおり、宗教関連の建物であることは間違いないが、各団体が集まるときは、宗教、集会、娯楽、寄合など、いくつかの役割を兼ね、そのつど用途が変わっていた。園の行事や儀式、また慰問があるときは職員舞台が使用され、患者の劇団「光明劇団」、盲人会「青い鳥楽団」の芝居や演奏会、正月の諸芸大会などには、患者舞台を使う決まりになっていた。

患者舞台の奥には仏壇や神棚が並んでいる。神様と仏様を合祀しているのではなく、それぞれ間切りした造りになっていた。祭壇には公認五宗団が並び、向かって北側から、日蓮宗、真言宗、浄土真宗、天理教、金光教の順に飾りつけがなされた。一つの区切り幅一間、床上三尺、柱は丸くて漆《うるし》色をしていた。ふだん祭壇の一つ一つには御簾《みす》が下してあって、昔の高貴な人の居所のようでもあるが、各宗派のお勤めのときは信者たちが集まり、御簾を上げて参拝した。朝夕、香煙が絶えることはなかったという。キリスト教会は、外部団体の寄贈によって建てられたため、礼拝堂から離れた青葉寮と神社参道の付近にあった。

患者にとって宗教と宗教会堂がどれほどの意味を持つか。見方によっては「癩《らい》」の特殊な代《しろ》物《もの》ともいえる。閉塞的な療養生活のなか集団で暮らす者が過激な思想に走らないよう、政策のひとつとして、日常に「宗教」と「皇室」を持ちこんだのである。この病気は不治の病、社会的疫病といわれ、よくなったとしても醜い後遺症が残った。国からは「民族浄化」のような扱いを受け、隔離という柵は依然として患者の前にある。宗教からは、前世の因果応報であるとされ、救いがたい罪人という烙印を押して、救われるために浄化生活を諭《さと》した。当時、医学的には治らないとされていたので、精神的に癒されたいとの願いから、患者は一心にすがり求める。釈迦やキリストからみれば、だれとはいわず人間みな救いがたい罪人に違いないが、狭い所内にこんなに宗教会堂があっては、好むと好まざるとにかかわらず罪の意識を思い知らされることになる。だが宗教は人間の魂の浄化のためのものであり、患者にとって信仰は、癩の浄化のためにあるのではない。

しかし「礼拝堂」には創建時から舞台が備えられ、宗教一色でなく、趣味、娯楽など多目的に用いられていた。患者の精神的なゆとりに役立つよう力を入れはじめていた時期といえるだろう。当時の入園者数は六三五名。園の行事や全体集会には、礼拝堂の南側と北側の扉からいっせいに出入りする。各宗団のお勤めも、参列者が四、五人であったとしても、ここで行われていた。しかし、お勤めが毎日あったわけではなく、つねひごろは、がらんとした建物の中で、無人の寺町のよそおいをして神仏は眠っていた。

瀬戸の夏は暑い。とくに瀬戸の夕凪《ゆうなぎ》は、世に名立たる蒸し暑さで、海の風も陸の風も止まって空気がピリリともせず、小枝すら動かない。だから患者たちは涼を求めて、ずいぶんな苦労をした。そんな酷暑のある日、お勤めのあとかたづけに行ったある人の話である。

礼拝堂の収納庫には、千人ぶんとまではいわないが、たくさんのザブトンと渋団扇《しぶうちわ》が収められていた。そこで二、三枚のザブトンを引き出して舞台下の床に敷き、大広間のお座敷で寝られるので、「これは爽快や」ということになる。涼を求めるならここだ、とポッポッと仲間が集まり、やがて礼拝堂の後ろ半分は昼寝の場所にされてしまった。みんな渋団扇を持って手拭いを首に巻き、天下泰平である。彼らは、お勤めのない日をちゃんと知っているので、それを計算に入れて昼寝にきている。

ところが、太平の眠りを覚ますときがきた。

やっと涼しさも身体に通り、今日はいい気持ちだと思ってうとうとしていると、突然、「クワン！」という鐘の音がし、ポクポクと木魚の音がしはじめたから、たまらない。「今日はお参りのない日なのに、どういうこっちゃ」。みな飛び起きてみると、仏教連合会の偉い人が、誰かのご供養を頼まれたのか、個人のお参りなのかわからないが、大きな声でお経を唱えていた。向こうは一人、こちらは大勢だが、まじめなお経と、ふまじめな昼寝では、喧嘩にもならない。仕方なくそれぞれ渋団扇を持って、すごすごと礼拝堂を出ていった。すると、また「クワン！」と鐘が鳴って、ポクポクお経が唱えられ、彼らが去っていったあとは、元の静かな時間になった。

毎年、夏になると昼寝族は困ったようである。霊安室、図書館の広間と、どこか寝るところがあれば、ところかまわず見つけて眠りこんだ。のちに、園の東側の高台に一間の東屋《あずまや》が建った。見晴台である。「楓蔭亭《ふういんてい》」といって、東を見れば瀬戸内海、振り返り西を見れば備前焼の赤瓦の寮舎の建物が整然と建っており、園の全景が眺められ風通しもよく爽快であったので、そこに昼寝族が集まったのはいうまでもない。が、腰かけはあったものの、思うように場所が足らないので、床のコンクリートに新聞紙を敷いたりして寝る者もいた。また、あきらめ気分で、自分の寮の窓にある狭い手すりで寝る者もいた。当時は赤松林の防風林があり、その間を通る風は涼しかった。その防風林も、いまは切り倒されてほとんど残っていない。現在は、各部屋に近代化されたエアコンがうなって涼風が吹いており、そのなかで昼寝をしている。

あの礼拝堂は現在、「光明会館」という名前に変わって、そのころの神様や仏様はおられなくなった。というのは、光明会館の東側に、「寺町」なるものができたからである。それぞれの宗派は本山の助けを借り、患者自らもそれぞれ浄財を集めて、お寺と会堂を造ったのである。その建物に、礼拝堂にあった仏壇および祭壇、神棚が移されたのである。

寺町の並びは、西の海岸より日蓮宗、浄土真宗、真言宗、天理教、東の端が金光教となっている。一時はお寺も人もにぎわっていたが、いまはお寺の建物だけが静かに建っている。入所者も少なくなり高齢者ばかりになってしまった。けれども、朝夕のお勤めと年間の行事はみんなでせいいっぱいつとめている。

キリスト教会堂は、光明神社のあった階段の右横に移転して、「家族教会」ができた。勾配のきつい高台に造られたので、信者は坂道を懸命に上がって礼拝をつづけている。信仰深い人たちは、今日もまた朝に夕にお寺や会堂へ、不自由な身体を酷使して足を運ぶ姿がみられる。

外来者が来ると、まず訪れる場所がある。西側の道路を通るとその参道が見える。海を見下ろす高台には東屋「光楓亭」があり、木々が植えこまれ、涼しげな庭園が造られている。参道の先に、白い納骨堂がある。外来者もそこへお花や線香やロウソクを立てお参りをする。納骨堂には、開園以来の物故者三千人余りのご遺骨が安置されている。寺町は納骨堂のすぐ裏の南側につながっていて、それぞれの宗派の建物は納骨堂の物故者を見守るように軒をそろえている。

朝夕、十方《じっぽう》の鐘が鳴る。鐘の由来のごとく縁故の者、友人、知人、納骨堂にお参りする者がおり、それぞれのお寺や会堂へお勤めに参る者がいる。その昔を想うと、礼拝堂、寺町、人も建物も当時のにぎわいを偲《しの》ぶことはできないが、人びとが熱心に手を合わせる姿は昔も今も変わらない。今日もまた光明園の一日は鐘とともに目覚め、朝のお勤めで始まり、夕べのお勤めで終わるのである。

一九〇七年に癩《らい》予防ニ関スル件（法律第十一号）という法律ができ、二年後に全国に五か所の公立保養所ができた。一九三〇年までには、国の施設としておいおい各都道府県に増やされ、合わせて十三の国立療養所がつくられたのである。

この病気の特徴的なことは、病を負った人々が故郷を追われ家庭を捨てて、放浪の日々を過ごしていたので、どうしても生活が一定しない。そこへもってきて、同病相哀れむで同じ病気の者たちが集まって暮らすようになるので、自然に一つの部落ができる。古い時代から、この病にかかった人たちがお遍路になったり、町近くに仮小屋を建てて住み、神社仏閣の軒下で物乞いをしたりして、生計を立てていたという。その人々を「浮浪癩《らい》」と呼んでいた。こうして当時から、医学的にも社会的にも「癩《らい》」（現、ハンセン病）への認識が十分でなかったため、この病を負った人々は社会のかたすみに追いやられ、貧困生活をやむなくされた。

しかし、明治維新以降、近代国家への進展を目指した政府は、癩病を「国辱病」とみなして日本の表社会から患者を一掃するために、各地域の施設に強制収容し終身隔離を図ったのである。時代的に、療養所が組織化されていった経緯をみても、当時は病院よりも「収容所」という意味あいを強く含んでいたと思われる。実際、一九一六年十二月十二日、「患者懲戒検束に関する施行細則」が制定されると、全国の施設の中に「監禁室」が設けられ、入所者は所長の権限によってそこへ投獄されることが可能になったのであった。

全国の療養所建設当初、どの施設においても病棟、治療棟、給食棟および患者寮、職員官舎が設置され、それと同様に重要な建物の一つとして、「監禁室」が作られた。それから順に焼却所や必要な施設が増設され、療養生活を送る場が次第に整えられていったのである。表向きは「監禁室」と名づけられたその建物は、患者たちからは「監房」、「重監房」と呼ばれ、誰もが恐れ嫌っていた。「患者懲戒検束に関する施行細則」によって、園の長たるものが懲戒検束権をもち裁判権、警察権と同じ権力を任されていたので、療養所内の秩序を保つために園長はそれを行使した。当時は、「癩」というだけで警察署は患者を人として扱わなかった。園内で患者が罪を犯しても、社会一般人と同様に刑務所に収監するべく裁判を受けることとさえできなかった。この検束権は、ここで起きた問題はみな療養所内で処理するという法令であったのだ。懲戒検束権を解釈すれば以下のようなものである。

主な罰則規定は、

一、譴責《けんせき》：叱責を加え誠意回心《かいしん》を誓わせる。

一、謹慎：指定した部屋に静居させ、一般患者との通信交通を禁ず。

一、減食：主食ならびに副食物を減給する。

一、監禁：独房に拘禁検束する。

どのようなことが対象になるかというと、

・園内の樹木毀損、または建物備品等破損、狂言で脅かす：三〇日以内の謹慎または七日以内の減食。
・無断外出（無断で園外へ出た者）、風紀を乱す者、職員の指揮命令に従わない者、金銭または物品を持って、博打《ばくち》、賭け事をしたもの：七日以内減食、または三〇日以内の監禁。
・逃走、職員その他のものに暴行、または暴行、脅迫を加えようとした者、他人を先導して所内の安寧秩序を害する、または害しようとした者、いずれかに該当する場合：三〇日以上二か月以下の監禁。

などである。

さて、実際問題として、これらすべてが実行されたかは疑問であるが、監禁室については多くの人によく知られていた。

光明園では一九三九年三月、患者立ち入り禁止地区に監禁室が完成した。木尾湾の入り口、白根《しらね》の丘の突端部分にある緑の赤松林の中に、白い建物が湾を見下ろすように建っている。光明園全体は赤瓦で木造建てであるにもかかわらず、それは真白く塗られたコンクリート壁でしっかりと囲われていた。

建物は、監禁室一棟十坪あまりで、少し離れたところに五坪ほどの監視室が置かれた。監禁室の東側には鉄製の扉で作られた出入り口が、右端と左端に二か所。中には、南側から雑居部屋と呼ばれる四畳半の部屋が二つ並び、北側に二畳の独房が二つ、仕切られていた。

患者たちはこの監禁室のことを「監房」と呼び、非常に恐れていたのである。そこでは食事も十分でなく、電灯もなし、暖房もなし、当時のことでラジオなどもないし、もちろん外との通信は途切れている。表のぶ厚い鉄の扉には大きな南京錠がかかっていた。ガラス窓はなく日中も薄暗い。壁の上方にある十センチほどの細い天窓から差しこむ明かりが唯一の光明で、そこには鉄格子がはめられているだけで、春夏秋冬、雨風の吹きさらしであった。

中に入ってみると、部屋と通路は四寸角の垂木《たるき》を組んだ格子の柵で仕切られており、背をかがめて、やっと一人は通り抜けるほどの出入り口がついている。各部屋の隅には便所があって、フタはされてはいるが、排泄物といっしょに四六時じゅう過ごさねばならない。床は板敷で、畳も何も敷かれておらず、冬はとても寒い。上からは風が吹き抜けるし、床底からは地面の冷たさが身に沁みる。もちろん火鉢すらない。

間仕切《まじきり》壁は逃げ出せないようにコンクリートと漆喰でしっかりと造られていた。そこには、入れられた者が恨みつらみの無念の落書きをした跡が残っている。「男は度胸」、「我慢一年辛抱二年」、ひどいものは「園長の首を切れ」など。ほかにも、小学校の便所のように男や女のシンボルの絵が描いてあったり、特に印象的なのは、白丸と黒丸で碁をうった跡など壁はいたるところ落書きだらけであった。これらは消炭《けしずみ》で書かれたといわれているが、職員によって後で消されたものもある。

監房の監視人は本来職員であるが、終戦前後には、園の職員が徴兵され人手不足になって、一時期、患者の壮年夫婦が園内作業としてそれを引き受けていた。こじんまりした炊事端《ばた》と便所がついた別棟の赤瓦の一軒家で暮らしながら、監房へ入ってくる者たちの世話をしていた。食べるものは遠くの給食棟から運んでくる。少ないときは搬器に入れて歩き、多いときは自転車に積んで海岸の道を行き来していた。当時はポンプではなく落差式の水道であったため、水貯めが高台に備えてあった。そこを回ると坂道がきついのだが近道で、海岸の道は平らだが遠回り。いずれにしてもたいへんな苦労だったようである。この夫婦は、監房近くに小さな畑を耕して自ら食料作りに励んだ。その畑がのちに白根農園になったといわれる。

ここへどういう者が入れられたかというと、入園者の間で知られているかぎりでは、まず「賭博」。昔は時代のせいか、楽しみも何もないのでいわゆる「手遊び」、賭博が盛んであった。これは、患者自治会の係と職員の係が同時に踏みこんで現行犯を押さえ、顔だけ見て後で呼び出して罰を言いわたす。「逃走」「無断外出」もこれに並ぶ。

次に「けんか」、争いである。ささいなことでも、食べ物のことでも何か個人的なことでもいろいろな争いごとが日常茶飯事だったので、これも喧嘩両成敗で双方が処分を受ける。

また、入園者にとってまったく思いもよらぬ罰があって驚きと怒りをかった。それは、帰省許可をもらい（その期間はだいたい一週間であったが）、一日でも帰園が遅くなると「監房行き」、というものだった。

Aという青年が、一週間の許可をもらって故郷に帰り、園に戻るのが一日遅れたばかりに監房へぶちこまれることになった。彼は何も悪いことをしていないのである。もともと本当にまじめな青年で、周囲の患者たちは非常に気の毒がった。みんなから「規則である以上、我慢しろ」と慰められて、彼は自分の布団《ふとん》と枕をかついでポンポン船に乗って監房へ運ばれたのである。

やがて世の中が落ち着きはじめた、一九五一年ごろの話である。あるとき外来者の慰問があって、「礼拝堂」という大集会所へ全員集合して神妙に話を承っていた。このような集まりの最後には必ず患者総代が立って、お礼のあいさつをするのが習わしになっている。それまでの外島時代からの自治会の総代は、開口一番、「感謝、感激、雨あられ」とあいさつを始めるのであった。これは患者の間でもずいぶん評判になったが、語りが始まるとたんに、園長はじめ職員のお偉いさん方も「またか」とにこにこ顔になる。昔の人は苦労したので、今の生活が本当に感激であり感謝であったのだろうが、相当する言葉が出ないので、「感謝、感激、雨あられ」と述べることで十分だと思ったのだろう。また、入園者もそれをよしとしていた。

それから何年かしたころ、外島時代から在園する古老の時代が過ぎて、新しい人の時代になった矢先である。ある行事の後、千人の患者を後ろにして、すっと一人の青年が総代としてあいさつに立った。この青年は「感謝、感激……」とは言わずに、開口一番、患者として心あるあいさつで感謝の意を述べた。本来、みな笑顔で済むはずのものが、一メートルもある舞台の椅子に座っている園長以下、課長、係長はじめ各職員幹部は一瞬青ざめ、真顔になった。

というのは、この青年は以前、園長の判を押した帰省許可書をもらって故郷へ帰って用事を済ませた後、たった一日、帰園が遅れただけで監房にぶちこまれたというあのA、本人である。だから窓口でその処罰の係に当たった、いわゆる監房行きの判を押した職員たちは、何ともいえない複雑な顔になったのだ。笑うわけでも、あれと驚くわけでもなく、ここは威厳を出して、と威張るわけでもない。

もちろん、最後に決済をした園長自身も彼を知らないわけはない。園長側の任務を引き受けた立場の者とは、看護婦やら各福祉課の従事者であり、監房へ入れるための証人として決済の判を押した職員たちの間に、かなりの動揺がひろがった。ましてや、彼が総代であるこれから一年の任期の間、園と患者との交渉をどうとりもっていくのか、非常に気まずい雰囲気である。

患者側は、心の中で拍手喝采である。「よくもうちの大将をほうりこんでくれたな。お前たちもいっぺんあそこへ入ってみろ」と、そんなことを言わずもがな、なかなか気持ちのいい光景であった。「厚生技官」と称して威張っている園長率いる百人あまりの軍勢では、もし、患者千人の側に一揆でも起こればひとたまりもない。園側にとっては、これは、将来ただごとではない、という予感を感じていたかもわからない。

しかし、総代は温厚な人間で、昔のことなど問題にはしなかったようである。

全国の監房にまつわる話は、枚挙にいとまがない。そのなかでも悪名高い草津栗生楽泉園《くりうらくせん》の「重監房」を知らぬ患者はいないだろう。

一九三八年十二月二十四日、楽泉園に全国患者対象の「特別病室」として「重監房」が設置された。後の記録からは、すべての療養所の「手に余る患者」、「不隠分子」に対する思想的な取り締まりの傾向があったことがうかがい知れる。たとえば、一九四〇年、熊本の本妙寺事件の場合、その部落指導者、いわゆる自由療養主義をモットーに部落を形成していた「浮浪癩患者」の指導者十名余りが、熊本から草津の重監房に収監されたという。

癩予防法が施行され、無癩県運動が盛んになり、官民双方による強制収容がいっそう厳しくなると、他園でも、劣悪な処遇に反発し患者から抗議行動が頻繁に起きた。また愛生園では、一九三六年、患者処遇において、国家予算（元からいる患者）と府県立予算（委託患者）の差額問題がもとで「長島事件」が起き、患者の行動が暴動化したため、園側はよりいっそう厳しい取り締まりと重い懲罰を課すよう政府に要求した。これが草津「重監房」設置の根拠の一つになっている。

「重監房」では、高さ四メートルのコンクリート塀で囲われ、平屋建ての建物に鉄格子の扉と南京錠で管理された監房が、八室設けられていた。冬は零下二〇度にまで下がる極寒の地であり、入監者は地獄さながらの思いをしたに違いない。最後の患者が収監された一九四七年までの九年間に、九十名あまりが投獄され、うち獄死が二十三名と記録されている。

投獄されて生還した同胞の話によると、次のような次第である。

入監理由は博打。その期間は約一月半、時は早春のころであった。彼は、投獄される際、看守に気づかれぬように、糸、針と鰹節《かつおぶし》一本を布団の間に隠して持ちこんだのであった。獄中の寒さに耐えるために、二枚の布団を針と糸で縫いあわせて寝袋に仕立て、冷気に触れぬようその中に入ったままほとんどの時間を過ごした。食事は、一日に小さな握り飯一個、梅干し一粒、みそ汁一杯、タクアン三切れと水。ひもじいときには鰹節をしゃぶって空腹に耐えたという。それで彼は生きて帰ることができたそうだ。

「重監房」「監房」は、各園それぞれに「監禁室」として患者を苦しめるべく長らく存在していた。

しかし、一九五三年、癩予防法改正の際、懲戒検束権が廃止されたため、その存在理由もなくなり歴史は終わったのである。時代の流れに沿って療養所のほとんどの「監房」は取り壊されてしまい、今は跡形もない。なんとか原型を留めているのは、光明園の「白根の監房」が唯一のものだといわれている。

療養所は、本来のあり方から見て、患者にとって病を癒しつつ生活をする場所であった。そのなかに、人々を拘束し取り締まる法制度が並存していたことは、不条理としか受け取れない。療養所の暗黒時代を織りなす「監房」の存在を無視して、社会の未来はありえない。建物のあるなしを問わず、たとえ時代が変わっても、この悲惨な事実があったことを忘れてはならないだろう。そのためにも、建物の保存、修復、再建を試みるのであれば、そこに投獄された人の声なき声に耳を傾け、跡地からにじみ出てくる痛恨の思いを、他者の心に記していく必要があるのではないか。そして、その建物を時代の技術に頼って変貌させてしまうのではなく、できるだけ周囲の環境も含め、当時の原形のまま留めおく大切さにも心を配ってほしいものである。

癩の歴史上、「監房」の他に後世まで残るのは「納骨堂」と言われる。苦しみと悲しみに満ちた建物だけが病いの象徴として保存されることは慚愧《ざんき》に堪えない。ここで生きていてよかったという思いを抱かせる何かを残すことはできないだろうか。形あるものもないものも、少しでも生きがいや喜びがあったことを気づかせるもの、その傍には療養者のひとりひとりの物語がある。

患者作業

ハンセン病の不幸の始まりは、その歴史が物語っている。人類には、その初めから病気はあった。医学が発展し、病原菌が特定されるまで、「癩《らい》病」は病気ではなく、業《ごう》の病と思われていたのである。世間では、この病気を「かったい」＝かたわ（差別用語）、「どす」＝短刀（刀のような怖さ、後遺症の激しさ）、「なりん坊」＝体がぶらぶらする、などと、病に冒された身体に現れる症状を指して名づけた。それは、先祖が犯した悪や罪を受けた因果応報の病であるとされ、天刑病ともいった。また「癩」は病ダレに頼ると書き、感染を恐れるあまり村八分にされた浮浪癩者は、神社仏閣の敷地に暮らしていた。根本的に他者に依存しなければ病者の生活が成り立たないことを物語っている。

近代に入り、欧米諸国から訪れた宣教師や宗教者によって、病者はコロニーや修道院で療養されるようになり、日本政府も近代国家として患者を野放しにしておくことはできないと、隔離政策のもとでの療養所建設に至る。しかし、特効薬プロミンが発見されるまで、完治しない感染性の病気として恐れられたため、療養所に従事する医師、看護婦らは、患者に直接、接触するのを嫌った。治療、看護および介護から日常の生活、食糧の調達全般、さらに不幸にして死亡した患者の遺体の焼却、埋葬まで、以下の項目にあるような作業すべてが、患者自らの手によって行われていたのである。

一九〇九年、光明園の前身である外島保養院の開設当初から、仲間どうしが互いに助けあい、慰労する意味あいで患者作業が始まったともいわれている。今日に至るまで、その作業職種は四十に余るという。

①病室雑役、②包帯、ガーゼの再生、③患者付添い、④外科助手、⑤薬配、⑥養育係、⑦教育係、⑧伝令係、⑨代書係、⑩農園、⑪果樹園（柿）、⑫園芸、⑬養豚、⑭養鶏、⑮食事運搬、⑯残飯集め、⑰製菓所（饅頭作り、漬物作り、豆腐作り）、⑱理髪、⑲風呂（脱衣係：不自由者の脱衣の手伝い）、⑳風呂掃除、㉑構内掃除（ほうき部隊）、㉒塵芥集（ゴミ集め）、㉓チャンガラ引き（石炭の燃えカスを道路に敷く）、㉔裁縫（ミシン部）、㉕布団《ふとん》作り、㉖木工部（棺桶作り、風呂桶、家具、机、椅子）、㉗金工部（鋳掛《いかけ》屋、はんだ付け、穴あきバケツの修理）、㉘左官工、㉙土工（土木工事）など。

このほかに、戦時中、職員がいなくなったため「一時作業」として患者が引き受けた仕事に、㉚炊事（ご飯炊き）、㉛ボイラー係、㉜洗濯係、㉝電気部（テレビ係）、㉞水道屋などがあった。

また、非日常の仕事を「特別作業」と呼んで、㉟穏坊《おんぼう》（焼き場の火葬係、遺体処理）、㊱し尿汲み取り、㊲水切り（水揚げのことで、船の荷物を陸に揚げる作業を園ではそう呼んでいた）など、不定期に行う作業のため通常作業と兼用で受け持つことも多かった。

特別作業には、このほかに「伐採」と呼ぶものがある。当時、燃料不足のため、入園者の朝、夕、二食のご飯を炊く蒸気を起こすのがせいいっぱいであった。そのうえ、極度の食糧難で昼食はジャガイモかサツマイモ、南京（カボチャ）が代用食として現品支給され、それを自分たちで各寮の玄関脇にカマドをこしらえて鍋で煮て食べねばならない。そのため、伐採作業によって、園内の防風林としてあった松の木を次々に切り倒す。それがボイラーの石炭の足しにもなり、一般寮のカマドの焚き木にもなったというわけである。

これらの作業に対しては、自治会の管理のもと、働きに応じて月ごとに「作業賃」が支払われる。一日賃金の基準を一九五三年ごろでみると、煙草一箱、お金にすると十円から二十円に相当した。しかし、それは貨幣ではなく、五五年まで、光明園の園内通貨である「駒」で支給されたと記録されている。

ちなみに「作業賃の推移」を示しておく。このように時代とその内容に合わせて、作業賃の手当ては細かく分けられていたのである。


さて、特別作業にまつわるいくつかの思い出話があるので、あげてみたい。


「伝令係」

一九四五年の八月はことのほか暑い夏であった。人も草木も毎日続く暑さにうなだれる日の午後、キラキラと光りさす日差しのなか、高台の病棟の一画から声がする。近よると、南東の隅のほうで、風見鶏のようにあちこち首を回しながらメガホンを持った男が大声で叫んでいた。「空襲警報発令」と三度繰り返して姿を消したと思いきや、違う場所からまた声がする。みんな「またか」といって空を見上げた。地鳴りのような低い音がする。青い空には白い四本の雲の帯を引いたB29が一機、北西の空から南東へ向かって悪魔のような唸《うな》り声を響かせながら飛んでいた。ナイフのように機体をキラリと夏の陽に光らせ、薄いシフォン（絹）の透けるような煙を吐き、二本の帯が雲になって続いてく

作業賃の推移

	1941年	1943年
甲作業として：木工・金工・土工・農芸・看護	12銭	15銭
乙作業として：理髪・裁縫・他	10銭	13銭
丙作業として：薬配・治療助手・他	8銭	11銭
丁作業として：ガーゼ再生・構内・他	なし	9銭

	1946年	1950年	1955年
看護系	40銭	17円	37円
養育・病棟雑役・動物飼育	なし	16円	35円
木工・金工・土工・桶工・農芸・他	30銭	14円	30円
裁縫・ミシン・園芸・治療助手	28銭	13円	28円
薬配・塵芥集	24銭	12円	26円
図書・構内・ガーゼ再生	20銭	11円	24円

	1960年	1964年	1967年	1971年
第1種1日として：不自由者付添い・会館管理	31～45円	66～89円	98～145円	207～250円
第2種特殊として：運転・理髪・印刷・包装・他	28～36円	61～66円	71～107円	199～221円
第3種定時として：木工・金工・土工・洗濯・裁縫・構内・再生・他	27～32円	61～66円	92～96円	205～210円
第4種不定時として：浴場・薬配・雑役	27～28円	61～66円	89～96円	198～210円

ると、あとから轟音が追いかけてきた。

本来ならスピーカーが「管区司令部発、空襲警報発令。B29瀬戸内海上空を飛行中」と雑音まじりで鳴りわめくのだが、六月の岡山大空襲で園の放送機器は被害を受け修理に出して戻っておらず、患者自身の声に頼らざるをえなかったわけである。頭の上をB29が飛ぶたびに警戒警報を発令しなければならないのだが、「伝令」と呼ばれる役割の人が、メガホンを片手によく声の届く見晴らしのよい高台の角で警報を告げるのであった。

岡山の大空襲は夜明けに起こった。B29が三機編隊となって、次から次へと赤と青の識別灯の明かりを光らせながら、西の空を押しつぶすように巨大な音の圧力をかけていた。防空壕《ごう》に逃げこんだ者は、防空ずきんをかぶってひそんでいたが、入った壕の天井は轟音の響きで土がパラパラ落ちてくるほどで、上空も恐ろしかったが、それ以上に中は恐怖を感じたため、壕を出て山の方に逃げた。やがて西の空が夕焼けのように真っ赤になり、それは夜が白むまで何時間も続いた。夜が明けて太陽が昇るころ、灰色の雨が降ってきた。書類の焼け残りや、本やお札の焼けたものが雨とともに空からぱらぱらと落ちてきたという。八月十五日、戦争は終わった。そしてスピーカーはもう鳴ることはなかった。

しかし園では戦後もしばらく「伝令」が続いた。各寮の玄関に立って「伝令」といいながら配給物を知らせる。スピーカーですむことも、いちいち患者が走って各寮を回り、玄関で「伝令」と大声を張りあげた。いつのまにかそれは患者作業のひとつになり、「伝令係」と呼ばれるようになった。係は数人で何軒かを手分けして受けもつ。女舎は女性、男舎は男性が引き受けた。伝達の主な内容は、自治会の知らせ、炊事場や製菓所からの配給の知らせ、慰霊祭などの園内行事の日程、宗教部会からお勤め、訃報の知らせなどである。

一つの寮に出入口は二つあった。その玄関の靴脱ぎのたたきの上に立ったまま、覚えた言葉を声張り上げて伝えるのである。何寮か受け持ち、五寮なら十回の伝令をする。伝える内容を忘れないように、間違えないようにと気を使ううえ、最後のほうには声もかすれてしまうし、いくつもの寮を走り回ってくたくたになると、苦労話がつきものであった。

聞く側は、「伝令!」との声に、ささぁっと障子を開けて部屋の中で動きを止め耳を澄ました。終わるとこちらから「はい、ごくろうさん」と確認の返事をする。療養者の間でしばらくそんなやり取りがなされていた。いつごろからスピーカーが鳴りだしたかは記憶にないが、かなり長い間、伝令は続いていた。

「代書係」

一九五四年七月七日、娯楽会館ができ、そのとき代書係が作られた。娯楽会館とは将棋、囲碁クラブの会場であり、外島時代にもあったと思う。

この病気の特徴として、激しい神経痛に襲われることがある。そのため末梢神経が侵されると、指先の感覚がなくなり、筆や鉛筆などが持てず、文字を書く力が失われてしまう。顔面神経痛から眼を痛めたり視力を失ったりする者も少なくない。また病気の感染を防ぐため隠れて生活することを強いられたので、たいていは学校に通うことができず、字が書けない者もいた。それ以外に、在園する韓国・朝鮮人たちのなかには、家庭の事情で、日本語はおろか母国語の読み書きもままならず、とくに強制連行されて来た人たちは、うまく日本語を話すことさえできなかった。そういうこともあって、患者作業職種に、生活に不便のないよう代わって文字を書く仕事として「代書係」ができたというわけである。

手紙にかぎらず、目の不自由な人たちの趣味のひとつとして、短文芸をたしなみ、「短歌」「俳句」「詩」など文芸作品の原稿書きの代筆をお願いする者もいた。それで、代書係は、あるていど字を知り、個人の秘密を守ることができ、物事をよくわかった年配の男の人がその仕事を引き受けていた。当時、患者作業は自治会の仕事で、月に一回、「作業査定」という会議があった。本人から希望する職種を第一志望、第二志望と選んで提出してもらい、自治会がその人が適当かどうか判断したうえ作業配分の通知をしていた。代書係の作業査定では、人望、知識、信頼、そしていわゆる読み書きに堪能な者が選ばれた。代書の作業は、他の人に聞きとられないように一対一で行われる。知るかぎりにおいては、当時「娯楽会館」の管理室の小部屋で作業していた。当然、その内容について当事者以外は知るところではないが、退屈しのぎの噂ばなしには、いろいろあったようである。たとえば葬式代。「病気が重くなり、死ねば葬式代がいるので、その金を送ってほしい」とか。本当にしろ嘘にしろ、療養所では作業ができなければお金の持ちあわせはない。作業賃は、平均日当では煙草一箱ぶん。したがって作業ができない不自由な者は、自治会から出るわずかばかりの「慰安金」で、好きな煙草から切手、葉書、便箋、封筒など、園から支給されないものを購入するのである。

「テレビ係」

一九五四年八月二十三日、初めて光明園に公共用テレビが二台購入された。価格は付属品つきで一台二十三万円。恩賜会館と娯楽会館に設置された。その後、五九年十二月二十三日、楓《とうふう》会からテレビ一台の寄贈があった。キリスト教会堂が新築移転したので、その後、MTL会館と名称を変えて集会場およびテレビ会場として使用した。真空管式で台座がついているため、子どもの背丈ほどの高さがあり、大きな白黒の映像が流れるもので、初めて目にした療養所の人たちからは「動く紙芝居」と呼ばれ大人気だった。まだ、番組もチャンネルもわずかで、スイッチを入れてもテスト放送か自然の景色が映っているだけだったが、まもなく、野球、プロレス、西部劇など特別番組のある日には、どこの会館も人であふれかえるほどになった。入所者千人にテレビ三台の割合であるから、立見席が出てもなお、会館に収まりきれない人たちは外に出され、交代で窓から覗きこむほどの盛況である。その後、園内でも少しずつではあるが、「三種の神器」といって、洗濯機、冷蔵庫、テレビが藪池《やぶいけ》夫婦舎から普及しはじめていった。隣が購入したと知れば、「負けてはおれず、男の甲斐性」と、園内作業に加え労務外出に出向いてでも、「三種の神器」を月掛け（月賦払い）をしてそろえたものである。

さて「テレビ係」であるが、一言で表すと「テレビの番人」である。テレビが置いてある会館は、番組がないときには観客は無人であるが、日常は他の寄り合いで人が集まっている。しかしテレビ観たさにいたずらをする者がいるため、ふだんは木箱をかぶせ鍵をかけて大事に管理していた。電気系の知識に詳しく、あるていどの技術をもっている者が「テレビ係」の作業を受け持ち、その係の人以外はテレビに触れることを禁じられていたのである。会館ではテレビ係の立ち合いのもと、毎日、夕食後の六時から八時の二時間ほど、それにニュース、スポーツ、娯楽、舞台中継の特別番組なども観ることができて、みんなの憩いの場所になっていた。

時代が進み、公的年金の受給者は、そのゆとりからカラーテレビも購入できるようになった。それで今まで観ていた白黒テレビが不要になると、それすらも新品で購入できなかった人たちに、「これで、なんぼや」とお声がかかる。独身者や不自由者棟で暮らす人たちは、中古の白黒小型テレビを安く譲り受けて、後生大事に床の間に据えていたようである。

今日、各部屋にカラーテレビがあるのは当たり前になった。目の不自由な者には無画テレビというのもあって、映像のないテレビを楽しんでいた時代もある。不自由者センターの日中は、案外静かである。インターホンが鳴ったり、園内放送があったりするが、人がいるところにしては話し声もたまにしかない。耳だけの世界を大事にし、邪魔な音がないよう互いに気遣って暮らしているせいだろう。不自由舎棟も各部屋に個室化された。食事以外は一人、テレビやラジオを相手に、イヤホンを耳にして時を費やす。目の不自由なものにとってその音は、身近な、人ではない友だちであるのかもしれない。

「水切り」

特別作業の一つに、「水切り」がある。水揚げの意味で、船の積み荷を陸地に揚げる作業を園ではそう呼んでいた。水切りの人夫は、通常作業として主に各農園で働いている人たちが作業に寄り集まることになっていた。荷揚げの種類と量によって、地元の藪池農園だけですむときもあるが、そのほかは、木尾農園、白根《しらね》農園、千代農園に自治会の作業部から声がかかるようになっていた。

藪池桟橋には荷揚げ専用のレールが引いてあり、レールの上には鉄製のトロッコが置かれている。レールは桟橋から東の高台に向かってずっと伸びており、平地から約五十メートルの高さを上がっていく。傾斜は四五度くらいの急坂で、人が這わなければ登れないほどである。トロッコにウィンチ（巻き取り器）のワイヤーロープを引っかけて、モーターの動力で上へ引きあげる仕組みになっていた。トロッコが到着する高台には、まず正面に汽缶場（ボイラー室）、その近くに石炭倉庫、食糧倉庫などがあり、船から荷揚げされた品物や燃料は高台の倉庫に納められることになっていた。

戦後二、三年は食糧事情が厳しいころで、荷揚げする荷物も時代を反映していた。まず米俵。運んできた船は小型船で、一艘《そう》に二十俵前後の米俵か、または叺《かます》（むしろを二つ折りにして作った袋）に入った米や押し麦など二十俵ほどが積み荷である。毎回一人一俵、六十キロの米俵を船からかつぎ上げる。あるいは同じ海運業者の船で、野菜類、調味料の味噌、醤油の四斗樽、そのほかに代用食料のサツマイモ、ジャガイモ、備前カボチャなどが運ばれたという。

食糧でいちばん時代を物語っていたのは、キューバ糖といわれる砂糖（粗糖）の荷揚げである。ある日、呼ばれて藪池桟橋に出向くと、到着したのはたった一俵のキューバ糖であった。麻袋がかなりいたんで穴が開いていたので、砂糖がこぼれないよう荷揚げするのに難儀した。本来は百キロくらいであるはずが、途中、何者かが中身を抜いたのか、すでに袋はいくぶん小さくなっていた。それでこちらも、誰かがバケツを持ってきて、砂糖湯を作るためこっそり砂糖をくすめたりしたものである。

燃料では炭。おうこ（天秤棒）を用いて、一度に一人八俵をかつぐ者もいた。二月の寒いころ、骨身にしみる寒さと辛さで痛めつけられる水切りがあった。それは石炭（泥炭）の荷揚げ作業であった。農閑期に合わせたかのように、石炭を積んだ機帆船《きはんせん》（エンジンと帆を併用する船）が藪池桟橋に着いた。九時ごろになると、各農園から人が総勢十五人くらい、桟橋に集まってきた。そこには自治会の作業部長と若い書記が、すでにバイスケ（石炭、土砂などを運ぶカゴ）を用意して待っていた。集まった人夫はバイスケを一個ずつ肩にして、船にあゆみ板をかけてさっそく仕事に取りかかった。

その日の石炭の量は六十トン。まず一人があゆみを渡って船に移る。船には先に作業部長ともう一人の人夫が乗りこんでいて、入ってきた人夫のバイスケに二人で石炭を盛る。その人はまたあゆみを渡って桟橋のいちばん遠くの方に石炭を下ろす。その間にまた一人船に渡って石炭の入ったバイスケをかつぎ出てくる、という作業の繰り返しである。

昼になって、農園の作業小屋で特配（一食半）のご飯と給食のおかず、それに藪池農園で用意してくれた温かい煮しめが、みんなの空腹と寒さを少しは和らげてくれた。そして小半時をすぎる間もなく、昼からの仕事に取りかかった。天候の具合をみはからうほかに、潮の満ち引きを考えて、船と桟橋の高さの釣り合いがとれている間に手早く仕事を終えねばならなかったからである。繰り返しの作業は日暮れまで続いた。トロッコのそばから桟橋に沿って船近くまで、泥黒くて長い帯のように、一メートルほどの高さの石炭の小山が次々とできていった。この石炭は後日、鉄のトロッコに積みこんでウィンチで巻き上げ、汽缶場の石炭倉庫へ運ばれるのである。

それからまた幾日かして石炭船がやってきた。その船は同じ木造の機帆船といっても、あまり見たことのない大きな船であったので、いつも停まる位置にはつけられず、水深の深い桟橋の先端部分に横づけされた。この機帆船が積んできた石炭の量は百トンである。前回のように日中一日で終わるような仕事ではない。そこで船主の都合、潮の満ち引き、天候の加減、人夫の労働力をはかったうえで、早朝から作業を始めることとなった。まだ足元の暗いうち、前回の石炭荷揚げのときと同じ人夫たちが栈橋付近に集まった。

二月の末、このあたりはよく寒波が押し寄せるところで、その日も暗い空からは白いものが音もなく舞っていた。人夫たちは、両足の地下足袋《じかたび》をわら縄で二重にして固く結ぶ。これは、雪であゆみを渡るときに滑らないようにする用心である。船では、自治会の二人が角スコ（四角い形のスコップ）を持って待ちかまえている。互いに挨拶もそこそこで、身体だけが先走る。スコップが動きバイスケに石炭が積まれると、黙々と作業が始まった。暗いなか、弾むように長さ四メートルほどのあゆみを渡る。その揺れに合わせてヤジロベエのようにバイスケで調子をとって栈橋にあがると、トロッコ近くまで五十メートルほどの距離をかついで石炭を下ろす。人夫たちは、アリンコのようにいつもの作業を延々と繰り返していた。

やがて夜が明けかかると、灰色の空からは相変わらず白いものが舞い降りていた。「ハァハァ」と人夫たちの白い息使いだけがする寒さのなか、「落ちたぞ〜」と誰かの叫び声がした。一瞬、海へ落ちたのはバイスケか人間かと、みんな考える。声の方を見ると、あゆみの上にバイスケだけがグラグラと揺れていた。落ちたのはそのバイスケをかついでいた人夫である。この騒ぎで荷揚げの作業が止まるかと思いきや、みんなあゆみに残されたバイスケを急いで片づけると、また同じように働き始めた。寒さと空腹と疲労とで、海に落ちた人のことなどおもんばかることができなかったのである。

夜が明けて、朝ご飯の時間になった。みそ汁とタクアンで飯をかきこむと、ほどなくまた仕事にとりかかる。鼻先にニンジンをぶら下げたロバのようにみんなよく働いた。桟橋の石炭は、トロッコの線路を挟んで右左に積み重ねられ、見る見るうちに小山の帯となり長く連なっていく。雪の降る寒さのなか、水切りの作業は、船の石炭がなくなるまで延々と続いた。仕事を終えたときには、短い冬の日がすっかり暮れかかっていた。やれやれと、陸地に腰を下ろして石炭を積んできた船を振り返ってみると、船縁にはところどころ板を張った補修のあとがあり、かなりのぼろ船である。帰り支度のためか、焼玉エンジンをトントンさせて、陸地を向いた舳先《へさき》を左右に振り、まるで牛のように鈍い動きをしてみせる。やがてエンジンの音が軽やかになると同時に、機帆船は沖へ向かって動きだした。人夫たちはその音を聞きながら、トロッコの線路をつたい桟橋を離れると、疲れた身体に鞭打つように最後の力をふりしぼって一足一足と坂道を上り、それぞれの寮に帰っていった。これが私の知るところの、最もつらい水切りの作業だったように思う。

さて、戦後、落ち着きを取り戻した社会と同様に、園内でも人としての生活向上を求めるようになった。入園者の念願である、雑居部屋から個室化した夫婦舎の新築である。この仕事は患者特別作業の極みであった。

一九五一年、増床新築されることになった藪池夫婦舎の建築工事が患者の手によって始まった。敷地の「藪池」とは、名のとおりアシや雑木のおい茂った沼地である。もと農地といえども、そこへ住居を建てるのだから頑丈な基礎の埋め立て工事が必要であった。藪池地区の西側の海岸寄りの山を崩し、線路を引き、土砂をトロッコで運ぶ大仕事である。この工事は自治会が請け負って、入所者から作業員を募集したが、一人を除く十名あまりは在日韓国・朝鮮人だった。これほどきつい仕事に耐えられるのは、徴用で酷使された炭鉱労働者くらいである。

　そのさい問題が起きた。手作業で山を崩していくにしたがって、土ばかりでなく岩や岩盤に突き当たり、ツルハシやスコップでは歯が立たなくなったのだ。そこで固い岩盤に発破（ダイナマイト）をしかけ爆破させることになったが、予算がなく外部には頼めない。壮健（健康な人）の仕事で坪五、六千円のところ、患者は二百五十円である。結局、鉱山で発破を仕掛けた経験を持つ者が引き受けた。あまり無理をして、彼はこの仕事で身体を傷めて、足の指まで失ってしまった。

　八月五日、藪池地区埋め立て工事、夫婦舎棟敷地、第三期分終了。第一期、第二期、第三期、埋め立て総経費、人件費十八万五千二百五十四円。これらの支出が患者特別作業賃として記録されている。

　ちなみに、この作業によって藪池に出来た夫婦舎は、次のような舎名である。——青柳《あおやぎ》、鈴懸《すずかけ》、木《もく》犀《せい》、銀杏《いちょう》、桂《かつら》、椅《いいぎり》、柊《ひいらぎ》、白樺《しらかば》、南天《なんてん》、梓《あずさ》、枳殻《からたち》、檜《ひのき》、木蓮《もくれん》、皐月《さつき》、柾《まさき》、櫟《くぬぎ》、棗《なつめ》、要《かなめ》。計十八棟、三百八名（うち十三棟八室、五棟十室で各部屋四畳半一間）。

　そしていま、そこは患者作業と入園者の夢のあとのごとく、職員の通勤車が整然と思い思いの色合いで並ぶ駐車場となっている。

　遠い記録のなかに、当時の稲葉俊雄医務課長の言動がある。そのころ光明園でもプロミン治療が始まり、病気を治すことで一生懸命だった稲葉先生は、医者として疑念をもったのではないかと思う。

常識的に考えても、なぜ患者が危険なダイナマイトしかけや、健康者であっても重労働である土木作業を行うのかということだった。患者の療養態度に失望したのだろうか、後に、稲葉先生は東京の全生園へ一医官として転出してしまった。

開園時から、千人以上の患者が暮らす療養所が正常に機能するには、医療従事者と職員の数が決定的に不足していた。慰安作業、特別作業、管理作業などの作業職種は、患者が生命を維持するために自ら担った。それこそ患者作業そのものである。誰もが互助相愛という旗を振って、ただ生きるために施設運営に必要な管理作業すべてを引き受けなければならなかった。

そして時代とともに療養所の存立意義や入所者の経済的な処遇は変化していく。一九四六年の療養慰安金、七一年には患者給与金、その後の国民年金に至るまで、多彩な費目にみられるように、患者の不自由度に沿った慰安金の支給を求めて獲得運動が進められた。給与金の支給改善に伴って、次々と患者作業が廃止されると同時に、施設への早急な対応が求められた。そのため作業返還委員会が発足し、私がその委員長を務めたのである。

初めに、園の管理運営にかかわる職種、看護付添いなどが移行された。少しずつ各作業が返還されてゆくと、こんどは患者たちから不満の声が上がった。国からの支給額はほぼ一定になった時代であったが、なお今まで作業賃で取得していた収入がなくなるということに納得いかない者も多かった。軍人恩給や公的年金支給額によって差が生じるため、収入は平等ではない。患者作業賃で不足分を補うため、今後も作業を続けさせろというのである。それでも私は、一人一人に作業の終わりを告げてまわった。患者は本来療養に専念せねばならないと理解を求めたが、反対に、「おい、月の出る晩ばかりはないで。よぉ気いつけて歩けよ」と脅かす者もいた。しかし時流には抗えず、一九七〇年にはほぼすべての作業が施設に返還された。

患者作業において特筆すべきは、外科交換助手という職種である。当時、療養所では、優生手術が公然と行われており、堕胎、断種手術の付き添いや手伝いも、患者作業の例外ではなかった。患者たちは、胎児標本や解剖部位の標本の管理まで担わされたのである。「患者作業」の存在は、「監房」「堕胎」「優生手術」「懲戒検束」などとともに、決して忘れられてはならない療養所の過酷な人間差別そのものではないだろうか。

園内語

「園内語」とは、同じ病気で、同じ境遇において、同じ場所で暮らす者が使う用語として、自然発生的に生まれたものではないかと思う。隔離されたハンセン病療養所では、平等な者どうしの間で、世間一般の概念や言語では表現しきれない心情を語るために用いられた「合言葉」でもあった。

「狩りこみ収容」と「門前収容」

療養所に患者が収容される時の二通りの仕方をそう呼んだ。入所してきた人に、「刈りこみ」か「門前」かと、まず聞いたものである。開園当初はほとんどが刈りこみの強制収容だった。浮浪癩《らい》が多かったが、それなりに自由があったので入園を拒否したという。

「帰省バス」

帰省バスは、一九五四年三月二十日八時半、虫明《むしあけ》塩谷《しおや》発、岡山駅行の第一便から始まる。その前年、五三年（昭和二十八年）の予防法闘争（「ニッパチ闘争」）で、全患協が強く求めた「外出の自由」「強制収容の廃止」「懲戒検束権の廃止」など、法の改正に対して政府は否定的な結論を下した。しかし、患者たちの志は萎《な》えることなく自由を求めた。当時、この病気を嫌って岡山でも路線バスの乗車拒否が頻繁に起きた。なかには途中で降ろされて、四十キロの道のりを一晩歩いて園へ帰った者もいたという。法の規制以外にも、社会差別や偏見にさらされて患者たちに自由はなかった。そんな状況下で運行された「帰省バス」とは、外出を制限されたことに対する戦いの証《あかし》として勝ちえた解放への段階的な一つの道であった。

月二回、第一、三水曜日、患者たちは木尾湾から郵便船に乗って虫明に向かう。園の車庫がある塩谷には二十人乗りのマイクロバスが待っていて、岡山の町へ向かって出発する。もちろん、乗車できるのは、園が発行する外出許可証を持っている者に限った。患者たちを乗せたバスは、一時間あまり走って岡山駅右前の歩道に停車し、みんなを降ろす。一人一人、それぞれの目的地を目指して人ごみにまぎれて散っていくなか、申請どおりどこかへ帰省するのか、横断歩道を渡って駅へ向かう者がいる。しかしおおかたの者は店が開く時間までフラフラと街なかを回り、買い物をする者は商店街へと足を運ぶ。このようにして思い思いに外出時間を楽しんだ。患者たちは、水曜日に動くこのバスを、親しみ込めて「水曜バス」とも呼んだ。

そもそもなぜ「帰省バス」と名づけたのか。当時、患者が日帰りで岡山付近に出るためにも、外出許可証をもらう必要があった。外出の目的は、表向きは「一時帰省」ということになっていたが、そうでない人も便乗して、買い物、美容院、映画など、市内の一日を楽しんだ。「帰省バス」とは名実ともに、患者が自由に外出できるためのはからいだった。

帰りは、岡山郊外の「奥一グラウンド前」に午後四時集合となっていた。まだ世間では患者が一か所に集まることを認めなかったし、街なかにある光明園出張所に患者が来ることを職員も嫌がった。

そのため、迎えのバスが着く待合は、市電で十五分、終点から坂道を徒歩で十分ほど歩く不便な場所にあった。そんな苦労があっても、街へ出られる「帰省バス」の旅をみんなが待ち焦がれたものである。

今日では「定期バス」といい、尾張や西大寺方面行きも増え、園内の発着所から木曜日に月三便運行されている。年末年始の買い物バスやバス・レクリエーションなどもある。

「新患」

字のごとく新しく入所した患者のこと。入所したばかりの者は、身ぶりそぶりが落ち着かず、他の患者との違いが際立っていた。医局などで見かけると、「あれはいつ来た新患や」と古株たちみんなで噂をした。名前を覚えられるまで一か月ほどかかり、それまでは「新患さん」と声をかけられた。やがてそう呼ばれなくなると、一人前の入園者となる。

「壮健さん」

療養所の患者は、自分たちの居場所以外を「社会」といい、「いまごろ社会の自分の村は祭りでにぎわっているだろうな」などという言葉づかいをした。そして「社会」で生きている人びと、職員、家族も含めて、この病気でない人を「壮健（元気でさかんなこと）さん」と呼んだ。この呼び名には、自分にはない健康に対する比較と羨望が明らかにあり、差別された思いを込めたという。別世界で生きる人と病者の区別が根底にあるのだろう。

「無菌地帯」

「これより先、無菌地帯。患者立ち入るべからず」と書かれた立札が、美しき園の敷地に備えられていた。職員の領域である居住地区、炊事場から医局あたり一帯は「無菌地帯」と呼ばれ、患者が立ち入ることはできなかった。しかし、医局の周りには緩衝地帯のような空き地があって、そこは患者も職員も医局へ行き来する通り道になっていた。医局、投薬口は無菌地帯にあったが、患者が足を踏み入れざるをえないのは当然で、医療者、職員は予防帽、予防着、マスク、長靴を着用して防菌した。

「のど切り三年」

癩《らい》病についての言葉がある。まず、「癩の三悲劇」と言って、1．病気の宣告を受けること、2．失明すること、3．気管切開（のど切り）すること――をとても恐れた。

この病気の特徴的な症状で、気管がふくれたり、結節ができて呼吸が困難になることがある。対症療法として、咽喉《いんこう》切開する。それを「のど切り」と呼んだ。術後、切開した部分にカニューレ（管）を入れ呼吸を助ける。が、管にたんが絡むので自分で抜いて、鶏の羽などを用いて定期的に管を掃除しなければならない。それもあって気管切開したあとは合併症や衰弱が進み、残された寿命は平均約三年といわれた。

しかし、「のど切り三年」という通説に反して、戦後、医学が発展し、切開手術を受けた者でも、今日まで元気で命を保っている。なかには、百歳を超す人もいる。

ほかに、治療や病気のことでよく使った言葉がある。

「裏傷」：足の裏にできるこの病気特有の傷。万年傷ともいう。なかなか治らないので、下駄は、傷の当たる部分をくりぬいて、傷が直接触れないように工夫した（当時、履物《はきもの》としては下駄しかなかった）。

「くまで」：指先が曲がったまま、神経がきかずに突っ張っている手。「しょうが」：指が欠損し、手の甲だけが残っている。「すりこぎ」：指と手を切断した手首の先だけの状態をそう呼んだ。「熱こぶ」：結節のこと。「外科場」：医局、外科。「外科ができた」：傷ができた。「水泡ができた」：やけどをした。「雷《かみなり》神経痛」：バリッ、ビリビリッと強い痛みの神経痛。

「バイブラ」：リハビリ室のこと。神経痛など後遺症による循環不全を緩和するためにお湯を使った温熱療法で「バイブラバス」という理学療法があった。それを受けにいくのが主であったので、そう呼ばれた。


「夜間投薬口」

戦後十年ぐらいにひんぱんに利用された。当時は処方する医薬品自体が患者数に対して絶対数で足りなかったため、一人あたりの投薬量は限られていた。しかし、頓服《とんぷく》（症状が出たときに飲む）用に薬がもらえるよう、医局の閉まった後、十七時から十八時までの間、一間四方の窓口が空いていて、看護婦が待機していた。処方薬は三種類。マルテー（神経痛の痛み止め）、アスピリン（熱さまし）、胃散（胃薬）である。

ここで処方される薬は、一人一薬品一服と決まっていた。緊急時なので、おおかたは付添いさんが代理でやってくる。薬をもらう患者の名前を台帳に書きこんで渡すとすぐもらえた。そこで、他の人の付添いのふりをして、数名の名前を書くと、一人で何服もの頓服薬を手にすることができた。勝手にもらって自分流に薬を飲むわけであるから、「医者が出した薬より、夜間投薬口でもらった薬の方がよく効く」といった。神経痛の患者は、他の患者にその処方を「マルテー二服とアスピリン一服をいっしょに飲むと痛みが治まる」などと教えた。薬が足りなかったときの患者の知恵であった。

「すじ切り」
断種手術（ワゼクトミー）のこと。精管の一部を切除、または結ぶことによって生殖能力を失わせる。先祖代々の血筋、家筋を断つという意味から、患者たちは「筋切り」と呼んだのかもしれない。

「盲腸の手術」
人工妊娠中絶のこと。毎日元気でいた女性が突然入院すると、周囲の者は「どうした」とかんぐり、噂になる。盲腸も急に手術が必要な病気なので、「あの人、盲腸の手術やったんやね」といえば、それと察して、みな口を閉ざす。

「セワイランチン」「セファコロリン」
新薬「セファランチン」のこと。終戦前後、従来の大風子《たいふうし》注射とカルシウム注射が不足していて、治療が十分に行き届かなかったため、新薬「セファランチン」が開発されたことを知ると、その注射を受けたいという希望者が殺到し、順番を待った。とくに重症な者は良くなることにすべてをかけてこの注射を受けたのである。しかし、新しい治療を受けて数か月すると、急に容態が悪化して死亡した。それが一人ではなく、相次いで死亡者が出た。その様子に患者たちは驚き、世話もせずにあっという間に亡くなってしまうので、この注射を「世話いらんチン」といった。また注射を打つと、ころりと逝《い》ってしまうので、「セファころりん」とも呼ばれた。

あまりに犠牲者が出たので、一年でこの薬は姿を消した。その後、出現した特効薬「プロミン」にも、あのいまわしい「セファランチン」の疑いがかけられ、「プロミン」試験薬の募集を行ったが、希望者はまったくいなかった。さすがに医師たちも困ってしまい、みんなにお願いをしてこの試験薬を引き受けてもらったという笑えない話である。

それから、暮らしのなかで用いられた言葉がある。

「代用食」

太平洋戦争の戦中、戦後、極度の食糧難のときに用いた言葉である。一日、二合一勺《しゃく》（約三百グラム）の配給だけでは命は保たれないので、足りない主食、米の代わりとして、サツマイモ、ジャガイモ、カボチャを一日一食の給食にした。すいとんや乾麺《かんめん》をふくめ、それらを総じて「代用食」といった。これらは生で配給されたので釜で煮炊きし、ヨモギ、ハコベ、タンポポなどの野草も入れた。たとえ腹いっぱい食べてもすぐに腹が減ったが、食糧難の一時期、いのちをつないだことは確かであった。

ここまでは一般社会と同じだったが、それだけでは終わらない。病者にとってタンパク質が足りないことは致命的であった。患者たちは、栄養価の高いもの、近くの海や陸で採れるものなど、何かしら見つけて口にした。そのため、光明園では餓死者を出すことはなかったといわれるが、二百名を超す者が赤痢で命を落としたのである。

釣った魚の頭もむだにせず、鳥を捕まえるエサにした。トンビは酸っぱい味がして噛み切れず、カラスは実がスカスカで臭いが残る。各寮で飼っていたウサギは鶏肉に似てあっさりして美味しい。タヌキは野菜といっしょに濃い味で煮るが、獣臭が強い。ネズミはカマドで焼くと香ばしい匂いがするが、雑菌が怖くて食えたものではない。青大将（蛇）を捕まえると木の枝に吊るして、さっと皮を剝いで火にあぶる。雑炊に白い細かいあぶくがプクプク浮いているのはネコ雑炊、等々と逸話が残っている。だから、療養所で「代用食」というときには、それらを総称して呼んでいた。

風呂で子どもたちが、ニャーニャーとネコごっこをして遊んでいる日の「代用食」は、いわずともわかるだろう。

「ボンテン」

辞書によると、「梵天、ほて。竿の先に藁《わら》、幣束《へいそく》などをむすびつけたもの。祭りの日に立てる。入《いり》会《あい》地や草刈場の占有標ともする」とある。ここでは、掃除の床拭きのモップのことをそう呼んだ。再生場から包帯のくずをもらってきて自分たちで作り、それで各寮の廊下を拭いた。もう一つは、園の農園で栽培し製薬所で漬けた「水菜《みずな》の漬物」のこと。毎朝、漬物の配給があり、飯器《はんき》棚に各部屋ぶんの「ボンテン」が並んでいた風景が懐かしい。

「籍元《せきもと》」

外島保養院の時代、最初は三十畳の大部屋に、老若男女三十人ほどがいっしょに入れられて生活を強いられたと言われている。この暮らしのなかで、不自由な人を助けるためにお互いの面倒をみようと思いやり、「互助相愛」の思想が自然に生まれた。それが「籍元」の始まりではないかと考えられる。外島が室戸台風で壊滅し、光明園として再建されると、男子寮十五畳に七、八名、女子寮に四、五名、ほかに少年少女寮、軽症寮、不自由者寮などと生活も別々に分けられたが、籍元は制度となって継承された。ここでは身内がいないため、不自由な者は少しでも身体のよい者に頼って暮らせるように、面倒などみてもらうというものである。身寄りのない者どうし、支えあう。これが療養生活の常道であり美徳とされ、この関係がたいへん重んじられていた。

初めは、軽症寮の各部屋（七、八名）に対して、不自由者寮に暮らす患者一人ないし二人を割り当てて世話をすることとした。その軽症寮の住人たちが部屋単位で不自由な患者の「籍元」となる。眼や手足が不自由な患者にとって、身の周りを引き受ける家族がいないことは致命的であった。その生活全般、炊事、食事、掃除などは、患者作業として付添い人が日常の世話をした。が、それ以外の私的な要望全般、病棟付添い、冠婚葬祭や金銭の相談などは、「籍元」としてあてがわれた軽症寮の人たちが義務として引き受けた。「籍元名」は、軽症寮の部屋名を名乗ることになっていた。

「籍元」の主な仕事は、その不自由者が合併症などで病棟へ入室し、重体になった場合、「籍元」の人が特看（特別看護）として二十四時間、枕頭《ちんとう》看護につく。不幸にして死んだときには、本人の部屋の人たち、友人知人、所属する宗教団体へ知らせ、夜伽《よとぎ》（通夜）、葬儀などのお願いと手配をした。火葬、採骨、納骨（納骨堂に入れる）したあと、籍元では故人の遺品整理、法要、年忌法事をその後も引き続いて行った。

戦後、「籍元」制度に変化が起きた。光明園は、一時、千百人に増え、また四百人近い者が亡くなったりしたことで、園内の住居区分の大移動があった。それに輪をかけたのは、結婚ブームである。一九五一年から始まった藪池《やぶいけ》夫婦舎への移動では、数年後には三百人に余る夫婦が暮らすようになった。「籍元」はその混乱に巻きこまれたのである。「籍元」になっていた各軽症寮は、結婚または病状の重症化によって住人が急減し、部屋として保っていたこの制度は立ちゆかなくなった。さらに、患者作業の返還によって、病室看護は職員による完全看護に切り替わる。それに伴って、籍元制度の重要な一環であった「互助相愛」という美風も失われていくことが案じられた。

が、なんびとといっても頼る人や看取る人が必要であったため、不自由な者は、「籍元」に相当する代わりの仕組み、第一に葬儀、金銭管理などを引き受ける人を求めた。しかし、園は、患者を管理するものの、「籍元」が請け負っていた不自由者との私的な関わりを嫌がり、私財の保管や世話役を引き受けることを拒んだ。そのため、部屋単位ではなく、個人が個人にそれをお願いすることとなり、引き受け役を「世話人」と呼んで慕った。その後、それは「後見人」制度へと移行した。それから、園は公正証書作成を一人一人に勧めた。

なぜ、このような仕組みがうまれたかを、我が療養所半生のなかに振り返ってみると、おのずと答えに導かれる。家族やすべてを失ってここで生きていると、自分の骨を自分が拾うような寂しさ、その孤独感が身に染む。生きとし生けるものとして愛情のひとしずくがほしいという思いから、他人との結びつきを望んだのではないか。療養者たちは超高齢化した現在もなお、籍元の面影をもった寄り添い人を求めているのである。

「座敷豚」

吾が身をば　「座敷豚」よと形容す　療友は二十六年の療養者

（白川清、『楓』一九五四年十月号「歌壇」より）

「座敷豚」論は、この短歌より始まったといえる。その当時、園の分館で教育係として勤めていた森幹郎氏が、患者を巻きこんで、ハンセン病療養所、療養者のあり方を文章、口述ともに展開した。

森氏によれば、「座敷豚」という言葉はすでに死語に近いが、一部の患者の間では生きている言葉として未だ用いられていて、その人らの生活と心を支配していたのは「私はらいだ」という劣等感であり、自らの人間性を否定することに起因し生まれた言葉である、というのである（森幹郎『差別としてのライ』法政出版、一九九三年）。

「座敷豚」と指摘された患者たちからは、もちろんさまざまな形で反論があった。私にいわせれば「座敷豚」論は、森氏の持論である「濫救惰眠（みだりに救うと怠惰な眠りをうむ）論」そのものである。

仮に、私ら患者を豚というなら、豚にも言い分がある。豚は一年、二年とはいわずにその生涯で、子どもを産む繁殖動物として養われ、飼育豚として肥やされ、いずれ人間の口に入る運命である。その家畜になぞらえて、患者が豚に成り下がってまで生きているというのか。その成り下がり者になったとしても、私には、まだ、なお問うものがある。「誰が、豚といわせたか」、「誰が、豚にしたのか」。患者自らがいったのでない。それを口にしたのは豚以外の者だ。

当時、療養所の職員は現地雇用であった。歴史的にみてもこの虫明地域は、「渋染め一揆」が物語るように、非常に貧しい人里であった。患者が裕福な生活をしているわけではないが、不自由な患者が何もせず、病気とはいえ三度三度の温かい飯を食っている様をみれば、まさにそれが「座敷」の「豚」のように彼らの眼に映ったのではないか。同じ敷地ですごすうち、そんな言葉を陰でささやかれたのではなかろうか。私には、患者自身が自分たちを「座敷豚」と呼んだとは、到底受け取ることができないのである。患者管理作業などを強制されて働き、あげくの果てに手足や健康を悪化させ不自由になったことを考えると、こんな身体にされた、誰が豚にしたかという恨みさえある。

したがって、自らをお互いに「座敷豚」と呼んだ話など、私の療養生活において記憶にないのだ。周りにいわれて、自分自身をそう表現しなければならなかった。いわざるをえなくなった。そうさせた者がいる……いったい誰が豚にしたのだ。こき使われたうえ不自由になり、人の手をわずらわして生きねばならぬ畳一畳の上の人生。それをみて「座敷豚」というなかれ。短歌で歌った「座敷豚」。たとえ作品であっても、笑いごとではすまされない。

豚といわれようと、何といわれようと生きるということはどういうことか。患者一人一人にとって異なるだろうが、こうなれば、どんな姿であっても、何であろうが行くところまで行く。そういう居直った確信と大いなるあきらめではないか、と私は思う。森氏の言う「自己否定」ではないのだ。療養所のなかで六十年、七十年もただただ生きている。それをもって「座敷豚」というとしたら、癩病の完全なる社会的治癒は成されない。

癩を病む者にとって生きるということは、社会に対する一種の抵抗であった。社会がゴミのように捨てた不潔、不純物として除外、廃棄されたいのち。それに対する一種の抵抗を、病む者は生きる拠《よ》り所《どころ》にしていた。それがどんなみじめにみえても、あわれにのたれ死のうとも、決して自己否定の表れではなく、生きざまそのものが自己主張であり、自己や社会への抵抗であるのだ。人生の半ば、自ら命を断てば楽になる、患者たちがそう話す時期がある。それは、そのときもう豚でなくなるという意味にとらえることもできる。じじつ、光明園ほか、全国の療養所では自殺者の記録も少なくない。

手や足が萎《な》え、眼を失い、身体のどこもが欠けをなして、人の手を借りねば生活できなくなっても、ただ生きているというようにみないでくれ。なぜなら、半世紀以上の人生をいかつい重荷を背負って、私はなおも生きているのである。やがて、療養所の患者が一人残らず死に絶えたとき、何が残るか。ただ、癩そのものが、幻のように残るのではないか。「座敷豚」論も「濫救惰眠」論も消え失せて、枯れ果てた万骨が積み上げられるだけではないだろうか。

「豚のなれのはてをみてみたい」、そうおのれに言い聞かせて病みの谷を越してきた。年老いて生きる者として、かぼそい抵抗の杖をつき、まだ、なお道を歩む者がいる。

園内通貨

ノルウェーの医師、ハンセンが、癩《らい》病の菌を発見したのが一八七三年である。その後、一八九七年に第一回ハンセン病国際会議がひらかれ、この病気の伝染説が国際的に確立された。世界各地に建てられたコロニーでは、菌の伝播を防ぐために、各政府によって施設内で用いるための特殊貨幣が作られ流通していったのである。コロンビアのコロニーで使用されたものがその起源とされる。資料からも、「特殊貨幣制度」はハンセン病施設の特徴のひとつとして挙げられる。が、しかし、使用年月を経て流通した紙幣を調べてみると、菌の存在は立証されなかったのである。したがって、ハンセン病の伝染を防止するという必要は薄れ、しだいに各施設の特殊貨幣は使用されなくなっていく。

日本では、一九〇九年に開設された各地区連合府県立癩療養所において、患者が入所するさいに、持っているいっさいの所持金を取り上げて、その代わりとなる「園内通貨」と交換した。「園内通貨」は、施設によって使用年代も形式もそれぞれ異なる。通帳、コイン、紙幣、荷札、と体裁《ていさい》もさまざまで、材質は真鍮、プラスチックから紙までいろいろであった。その呼び名は、「園券」（東京・全生病院）、「通知銭」（青森・北部保養院）、「園金」（香川・大島療養所）、「所内通用票」（熊本・九州療養所）、「金券」「駒」（大阪・外島保養院）である。のちに、岡山・愛生園、鹿児島・敬愛園でも、全生病院にならって「園券」が作られた。

このように、日本の特殊貨幣制度の大きな特徴は、「園内通貨」が政府によってではなく、各療養所によって独自に発行されていたことにある。もちろん、その目的は同じく、第一に菌の伝播を防ぐことにあった。園特有の通貨はそれぞれ異なっていても、患者が使用した貨幣、紙幣はすべて消毒されたというのはどの園でも共通であった。

しかし、それだけではない。癩予防法は、当該患者を療養所に終生隔離、収容する法律であった。国は「園内通貨」を病気の伝染予防とうたってはいたが、本来の目的は、患者そのものを隔離した施設から一歩も外に出さないという主旨に基づいていた。「逃走、脱走、無断外出」を防ぐため、社会で用いることのできないお金、それぞれの園でしか通用しない「園内通貨」を発行して患者にもたせた、といっても過言ではない。

ところが、その効果はいかほどであったか。外島保養院時代、脱走防止用の深い堀をどういう手段で渡ったかはともかく、患者は大阪の街で遊びほうけて、なかには数日もすごして園に戻ってくる者もいた。帰りは堂々と正門から入り、守衛に自ら無断外出を報告したというのだ。その後、「逃走」の罰則で監房へぶちこまれたという話も聞く。外島を継いだ光明園でも、長島から向こう岸まで二、三十メートルの距離を、水道管の上を歩いて逃げた者もいる。思いを果たせず、潮に流されて虫明《むしあけ》沖に溺死体として打ち上げられた者もいて、光明園の患者か、同じ長島の愛生園の患者かも定かでなかった。大島青松園の場合、患者が島の住人たちの船を盗んで、はるか屋島を目指して逃げようとしたが失敗した。身ひとつ泳いで島を抜け出す者もいたが、陸地までたどり着くことはできなかった。このように、日本銀行券の所持とその使用を禁じても、逃走する者は後を絶たなかったのである。

「園内通貨」にはそのほかに、賭博および酒類の密売を防止する目的があったとされているが、いったいどこまでその成果が上がっていたのか、これも疑わしいものである。

光明園の例をあげてみよう。酒類に関しては、桟橋につないである園の手漕ぎ作業船（下肥の運搬船）をこっそり拝借して、虫明まで酒を買いに出かけた。もちろん、一本、二本ではなく、ケース単位で船に積み込んで園に持ち帰ると、それをみんなに売りさばくのである。

次に、博打《ばくち》をさせないためだというが、とんでもない。光明園では、伝統的といおうか、男たちは年末年始、御用納めの二十八日から御用始めの四日までの間、昼夜を問わず無礼講で博打を楽しんだ。もちろん、年末年始は職員にしても自治会にしても休日のため、いわゆる公務として博打の取り締まりはせず、黙認された。博打を打つなかには、自治会事務所員で書記役の者たちも交じっていたという噂もあった。

では現金がなければ何を賭けたのか。園内通貨の「駒」はもちろんのこと、男女の腕時計、その他もろもろ物品であれば何でも賭けたが、最も話題になったのは園支給の布団《ふとん》一式である。敷《しき》布団一枚、掛《かけ》布団二枚。負けた者の部屋へ男二人が取りにいくと、細君が大の字になって押入れの前に立ちふさがって抵抗した。その勢いに押されて、差し押さえにきた男たちは、何も取れず帰ったという笑い話がある。

年末年始の博打遊びは、とくに終戦後に流行のようになり、それが数年続いた。逃走にしろ、酒の密売にしろ、世の中が落ち着くまで続いたようである。よって、お金をしぼれば患者は療養所でおとなしくしているだろうという園側の思惑は、みごとに外れたようである。戦後、療養所の生活環境が向上されると同時に、患者の自覚も高まり、自治意識の浸透によって、そういう事例は少しずつ改善されるようになった。

外島保養院では開園当時から、特殊貨幣の一つとして各人に通帳が発行され、それを「金券」と呼んだ。園の売店では「金券（通帳）」によってのみ購入できる仕組みであった。まず初めに、各人の所持金は、「金券（通帳）」と「金券台帳」に記入される。自分の金券をもつと、それを売店の係に出して買い物をする。係は、伝票に、金券番号、氏名、購入品、代金を記入し、通帳からその代金を差し引く。買い物をした本人は、その場で「金券（通帳）」と品物を持ち帰ることができた。複写伝票は、本人、売店、金券台帳事務所に分けられて、個人の支出額や残高は正しく記録された。

一九三三年、外島保養院自治会は作業賃、慰安金を支払うために、通貨として用いられる「駒（園内通用券）」を新たに発行する。外島が閉園され、三八年に邑久《おく》光明園が開園すると、ここでもまた同様に、患者は即座に所持金を取り上げられ、「金券（通帳）」に引き換えられた。が、そのさい、「駒（園内通用券）」の支給は行われなかった。じっさいに患者作業を行うようになると、作業賃、慰安金の引き換えとして、各々に「駒（園内通用券）」が手渡された。しかし、園の売店では「駒」を使用することができず、「金券」を用いて買い物をするため、患者は「駒」を手にすると、自治会事務所でその金額を「金券」に付け替えてもらう必要があった。こうして、外島時代以来、「駒」と「金券」を併用する仕組みができあがっていったのである。

「駒」の原型は知るよしもないが、昭和時代の「駒」から思いおよぶことはできる。大きさは現在使用されている紙幣の半分ほどで、何種類か大小があり、厚紙に千代紙を張り合わせて作られていた。「駒」は一銭、五銭、十銭、五十銭。時代を追って金額も大きくなり、一円、五円、十円、二十円、五十円、百円、二百円まであった。それぞれ大きさは異なり、大きいのは金額が高く、小さいものは少額と、金額にしたがって大小差があり、表には黒のゴム印で金額、裏には光明園自治会の印と発行責任者の朱印が押してあった。

「駒」の使用方法は以下のようなものだ。本来、本人が受け取るべきお金があるとする。たとえば各種作業賃、特別作業賃、作業者慰安金、不自由者慰安金、軽症者慰安金、病室見舞い金、その他、本来の作業賃以外に作業者の保証のような手当もあった。それらは、「駒」で毎月十五日に支給され、指定された付け込み日（だいたい支給日の翌日）に、自治会台帳事務所でいっせいに「金券（通帳）」に「駒」の付け込みを行う。「駒」が手元にある一日のうち、個人の貸し借りの清算や、県人会、所属する宗教団体、各種趣味団体の月々の掛け金、なかには貯蓄目的の「頼申講《たのもしこう》」の掛け金の支払いなどに、特別に「駒」が用いられていた。しかし、いずれにしても、個人にしろ、団体にしろ、最終的には指定された日に「金券」への付け込みを行わなければならなかった。

隔離された療養所とはいえ、「駒」は収入や代金の証《あかし》としての役割をもち、「金券」は購買に使用する現金としての価値が与えられるという、独自の創意工夫がなされ、光明園の貨幣制度は患者にとってたいへん便利であったと思われる。

なぜ、他園に比べ光明園では最も遅くまで園内通貨が使用されたか。これは特筆すべきことである。

まず社会から寄付金をいただくさい、その受け取り窓口は「慰籍会《いしゃ》」、のちの「慰安会」であった。慰安会は園が運営していたが、やがて自治会と資本金を折半して共同運営するという形をとっている。その役割は、慰問金、見舞金、寄付金など、外部から入る金銭を保管金としていったん銀行へ貯めおいて、園や自治会の行事に使用したり、慰安会事業として養豚養鶏、売店の管理などに運用していた。慰安会から外部業者に渡る場合は現金または小切手で、患者自治会を通して患者に渡る場合は「駒」にして手渡された。

次に、作業給与金が国から予算として園へおりた場合、患者が受け取る前に、自治会はその下付金を患者作業の「支払伝票」として受け取る。それにしたがって、自治会は各個人に対して、作業職種によって「駒」で作業賃を支払い、各個人が「金券」に付け替えるという会計処理を行っていた。下付金は常に園の会計が預金管理していたはずだが、それ以外は定かでない。預金されたお金の一部は、自治会、慰安会の運用費に用いられ、その取り扱いは伝票整理で処理された。患者に渡るはずの現金は、自治会事務所で「支払伝票」にかわり、最後に「駒」にかわって受け取られる。この仕組みによって、「駒」は二重貨幣として利用されていたとも言える。

自治会が園外業者と物の売り買いをする場合、やはり日本銀行券でなければならなかった。しかし自治会事務所は実質現金を所有していなかったため、初期のころは多くの場合、慰安会を通してやりとりをしていた。加えて自治会会計は、内で支払うぶんと外へ支払うぶんのお金の出し入れがあり、複雑な処理が求められた。

光明園の開園当時は取り扱う額も少なく、商品金額じたい高くなかったが、戦後、インフレに伴い金額は上がり、物の出入りが自由になると同時に、貨幣の行き来も高額になり、やりとりはひんぱんになる。時代にしたがって、各園も現金化が進み、光明園も、一九五五年をもって園内通貨「駒」の発行を打ち切って、現金に切り替えたのである。

それでは、業者とのやり取りで入ってきた現金はどうしていたのだろうか。それもいったん銀行へ預け入れ、慰安会の運営と同様、園と自治会が共同で管理していた。預金の大半を占める下付金を含め、作業賃も慰安金も一般寄付金も、すべてがそれぞれの関所を通って患者の手元に入るときは、指定の勘定《かんじょう》日に「駒」として入ることになる。このように下付金が回転していく流れのなか、「駒」として患者の手に入るまでは少なくともしばらくの時間があった。当然、銀行で寝かせている間、口割りの利息も生まれるが、それも自治会会計予算に組みこまれた。

もとより常に自治会にお金があるわけではないので、年度当初から予算を立てて、養豚、養鶏、売店の利益金は、園内行事と各種団体の補助金にあてていた。それに加えて銀行利息金も用いられ、ほかに在日外国人年金が一部足りなかった時期には、日本人なみにするための補充金として、自治会会計からこの利息金も使われたと聞きおよんでいる。

特殊貨幣制度の一面にはそういう仕組みがあったと思うが、他の療養所に比べて「駒」が最後まで使用された理由として、その運用の確かさがあげられる。「駒」の残額を預貯金の残高に照らしあわせたさいに、預金額が余ったほど精算は正しく行われていたと聞く。

しかし、売店が現金扱いになってからも「金券（通帳）」の使用は続いた。それを管理していたのが、「保管金業務」といわれる、自治会の運営していた作業場である。昔は「台帳係」「台帳事務所」と呼ばれ、売店が「駒」「金券（通帳）」「台帳」を整理するために置かれた窓口であった。その仕事は、売店の売上伝票の整理が主であるが、ほかの役割として、当初から一般銀行のように、利息のつく預金制度を採り入れた入所者の金銭保管、すなわち預かり所としても機能していたのである。自治会は、一般銀行預金から受け取った利息も、台帳事務所の保管金の支払利息にあてて、入所者の利益に貢献した。そのためにも、この業務は続けざるをえなかったのではないかと思われる

その後、郵便局ができ、一九六五年ごろには、施設への業務作業変換が行われたが、「保管金業務」だけはなおも続けられ、八六年の三月末日をもってようやく閉鎖された。これが、日本のハンセン病療養所の「特殊貨幣制度」の幕引きである。

その歴史のなか、全国各療養所では、園内通用券と日本銀行券との交換において大小さまざまな問題があったようである。なかでも多摩全生園の事例は最たるもので、五二年、園券と現金交換のさいちゅう、施設の保管している裏づけの現金（作業給与金等の下付金）に七十万円あまりの不足金があることがわかった。結末は、厚生省が代わりに弁償し、関係職員二名は後に他方へ転勤するというあっけない幕切れであった。

光明園の場合、「駒」の清算後、残された「金券（通帳）」の問題があったが、この残高の整理にかかった三十年あまりの時間とその内容についてはあまり知られていない。各個人はもちろん、各団体、各宗教団体、各趣味団体、ほか「頼申講」に至るまで、会とつくものはすべて「金券（通帳）」をもっていた。その残高たるやたいへんな金額であっただろうと推測される。はたからみても、その支

払いに長い年月を要したのは当然ではあるが、その真相は知るよしもない。しかし、「駒」と「金券」の下には現金が確かに存在しているということを踏まえて、自治会、慰安会それぞれがしっかりとした会計をもっており、事業などにはわりに安心して運用していたと思われる。利息金なども手堅く処理し、「浮かし金」を不正なく弱い者たちにもあてがえるようにした。そのもとには、「互助相愛」の精神や「籍元《せきもと》制度」の思想があったと考えられる。

こんにち、「駒」、「金券（通帳）」制度に似たものがある。それは、不自由者センターまたは病棟入室者が使っている「購買通帳（物品購買伝票）」である。目の不自由な者、金銭管理が自分でできない者、病室入室者はほとんど、売店はもちろんのこと、出入り業者、たとえば電気器具店、出張売店、花屋等の支払いにもそれを使用する。「購買通帳」は各個人それぞれの部屋に備えられ、所定の者が管理し、一か月で決済される。管理する者からは、毎月月末に購買合計額が報告され、本人の預金通帳から自動的にその月の支出として引き落とされる仕組みとなっている。一銭の「駒」の時代から「金券（通帳）」を経て、一万円札が使用されているこんにち、この「購買通帳」は入園者の長い療養生活の知恵のひとつとして生まれたものである。

癩療養所の特異な貨幣制度は、隔離の象徴ともされてきたが、しかし「園内通貨」そのものは長い時間を経て、ささやかな文化として患者たちの生活に根づいた。自ら自然に作りだした「購買通帳」は、自己管理のできなくなった者の拠《よ》り所《どころ》の一つである。ふっと、昔を想わせる利用者がいることも忘れてはならないだろう。

孤島の闘い

戦後二十年がたち、世の中はますます経済発展のただなかにあった。光明園でもすっかり戦争の影は薄れ、療養所はいろいろな面で転換期を迎えていた。園内通貨の廃止、患者作業の削減、作業賃の支給、年金受給、電化製品の普及など、新しい制度の導入が始まり、便利さと引き換えに従来の生活様式を変えざるをえない状況は、一部に混乱をきたし、とまどいを覚える者さえいた。まだほとんどの園内作業が患者の手によってまかなわれて、しだいに扱う内容もふくらんでいったころのことである。制度の管理運営は自治会が行い、仕事先である各作業場には「主任」、働き手の暮らす各寮には「寮長」と、それぞれに代表がおかれた。選挙にしろ、指名にしろ、当番にしろ、その責任者に選ばれたら、日本人といえ在日韓国・朝鮮人といえ、誰もが同じようにその役割を果たさなければならなかったのである。

そんななか、とくに不安を抱いたのは、入園者の約一〇パーセントにあたる六十名あまりの在日韓国・朝鮮人である。というのは、かれらの多くは日本の朝鮮植民地時代の創氏改名や愚民政策によって教育を受けておらず、日本語も母国語のハングルさえも読み書きができない者もいるありさまであった。「主任」「寮長」いずれにしても、人と物と金の扱いに関われば紙面でのやりとりは必要不可欠。責務上、それができなければたいへん困ったことになる。たとえば給与金、作業賃、慰安金の支払い、物品請求や配給の受けわたしなどがあるが、当然、お金の勘定《かんじょう》や物品の納品、配給には間違いは許されない。しかし、読み書きのできない者は、紙面での名前と本人確認さえも難しかったので、自分が当番になったときには、しかたなしに同じ寮に住む日本の人に書類を読んでもらったり、サインを代わってもらったりなど、繰り返し助けてもらっていた。そういうことが積み重なってくると、かれらの気持ちも後ろ向きになり、しだいに療友との間でも出自による格差が浮き彫りになってくる。

それである日、生活上必要に迫られて、韓国人互助会の会長さんが、私のところに相談にやってきた。「療養所生活の必要上、せめて園内で通用できる日本語をみんなに勉強してもらったらどうか？」という話になった。「母国語も知らないのに」という民族意識も絡んで難しい問題もあったが、「日本で暮らす以上、日本語を理解し自由に読み書きができないことには、生活がとても不自由である」との強い訴えがあった。さっそく互助会は自治会と交渉して、グラウンドのそばにある空き家の製材所の詰所《つめしょ》を教室として借りることが決まった。そして、一九六六年九月一日、光明園に日本語を学ぶための「識字学級」が開講したのである。

教室は、十畳ほどの広さに裸電球が一つ天井からぶら下がっているだけの簡素なものであった。机は、廃棄品になっていた二人用の食膳を五つもらい受けた。一メートル四方の手作りの黒板を用意して前方に立てかけ、机は一つを二、三人で使うことにして、左右二列で、出入口のある扉側に二つ、向こう側に三つと、ところせましと並べられた。

生徒は十五名ほど。女性が十名、残りが男性で、年齢も三十代後半から四十、五十代とまちまちである。先生は、すでに操山《みさおやま》高校通信教育を受講した私が引き受けることとなった。教材は、廃校になった裳掛《もかけ》小学校第三分教場に処分されずに残っていた教科書をもらって使った。生徒の識字のていどには差があり、大きく分けて、読み書きがまったくできない者と、多少ともカナの拾い読みをする者とがいて、初めはクラスを二つに分けた。当時、私は三十五歳、もちろん先生としてもシロウトである。生徒は私よりみな年上であり、いっしょになると誰が生徒か先生かわからないありさまだった。教室は、共同風呂のない火、木、土曜日に開かれ、時間は夕方の六時から八時の二時間である。みんなの字を識《し》ろうとする意欲はなかなかさかんであった。

しかし、この時間は藪池《やぶいけ》夫婦舎の晩酌と夕食の時間帯に当たり、亭主たちの不満を大いにかうこととなった。教室へ熱心に通う生徒の亭主が偶然に私と道で出会うと、立ち止まって、「おいこら、うちの嫁さん早いうちに帰してくれろよ。酒も飲めんじゃないか」と、ものすごい剣幕である。亭主たちは、夫人たちが帰る夜の八時すぎまで、晩酌も夕食もお預けでずいぶん辛抱していたようで、ときたま先生である私に小言をいうことで腹いせをしていた。

いっぽう私はといえば、後遺症の神経痛がひどく、一時しのぎに痛み止めを打ってなんとか六時までに教室へ通った。生徒たちは、痛みで辛そうな顔の不機嫌な先生を見て、ひそひそ話をしてこっそりと私の顔色をうかがいながら勉強をした。

授業開講時、私は教科書の後ろのページにある「あいうえお」の五十音表をみんなで読み上げることから始めた。しかし、たったの十五名が、最初の文字「あ」をそろって読むことさえもできない。数人の者は、五十音表を「こんなん見るのは初めてやで」という。それで私は、黒板に「あ」「い」

などと書いて、一文字ずつ母音の発音を教えることから始めた。もちろんそれをすぐ覚えることはありえない。生徒たちが一文字ずつ書いて、声にして、繰り返し覚えてもらうより方法はなかったので、みな持ち帰りである。「次回の教室までに~回繰り返し書いてきなさい」と宿題を出した。試験もするが、それぞれの程度に合わせ一枚一枚手書きで問題を作成した。生徒の答えに赤鉛筆で○×をつけて返すと、まじめに復習していたようである。みんながヒラガナを書けるようになるまで、約六か月はかかったと思う。

なんとかカナの拾い読みができるようになってほっとしていたころであった。ある日、私が「教科書の~ページを開いて」といっても、それぞれただオロオロと周りを見ているのだった。これはおかしいと思い、黒板に「1、2、3…」とアラビア数字を書いて、「さあ、読んでください」というと、神妙な面持《おもも》ちでいっせいに「わからん」と答えた。私は「なんや、数字の1も知らんかったんか」と声をあらげて、困りはててしまった。伝票の読み書きができるようになるには、もちろん数字も覚えてもらわなければならないからだ。カナの拾い読みができても、単語の意味がわからなければ困るので、言葉の使い方を説明するのにまたひと仕事である。また日常おしゃべりしていると、日本語とハングル（朝鮮語）の発音が混交して怪しい言葉になる。たとえば「弱い」を、生徒たちは「ヨォイ」と発音した。私はハングルなまりを聞きとるたびに、「そんな言葉しゃべっとったら、日本人に馬鹿にされるぞ」といって、一つずつていねいに発音の練習をしたものである。

こうしてみんな一生懸命勉強を続けたが、男性は早い時期に一人去り、二人去りして、一年すぎたころには十人ほどのアジュモニ（おばちゃん）教室になっていた。生徒の亭主たちは夕食時に不在となる妻に困ってはいたが、そのころはもう熱心さに負けてか、晩酌と夕食を辛抱して待っていてくれるようになった。

季節が変わるたび、教室にも試練があった。建物は簡易造りの木造だから、冬は火の用心のため、暖房の火鉢は使えなかった。外から着たままの懐に湯たんぽやカイロを入れて縮こまる指先をさすり温めながら、寒さをしのいだ。夏は扇風機もないなか、うちわで風を呼んで暑さと闘い、蚊と蛾に悩まされながら勉強した。生徒にしては、暑さ、寒さのこと、家事のこと、亭主のことなど気が散って、勉強も相半ばしたのではないかと思う。

一年半ほどたつと、カナはもちろん漢字も読めるようになったので、こんどは一人でできる勉強の方法を教えた。たとえば広告や看板の文字を見たら声にしてみる、横文字は左から読むように注意するなど。また園のバスで岡山市内に出かけた場合は、まず駅名を読んで覚えるよう勧めた。するとまず第一番に覚えた地名は、療養所の岡山出張所がある「門田屋敷」。次は、帰りの乗り合わせの待合所として指定されていた「奥一グラウンド前」で、岡山市から少し離れた場所にあった。生徒たちは、この二つの地名を覚えたことで、園から外出したさいに、一人でも迷子にならず自分の用事をすませ、園のバスに乗って戻ってくることができるようにもなった。このようにして少しずつ文字が読めるようになってから、日常に不自由することも少なくなり、生活の幅が広がっていったのである。

やがて二年がすぎたころ、学習もある程度に達し、また亭主の我慢にも限界があったのだろう、それとなく生徒の側から、「識字学級もこれで終了したい」という話があった。私の健康にも無理が出ていたので、やむをえず教室を閉めることにした。最後の日、生徒たちは茶菓子とお茶を持ちより、教室で小さなお別れの会をしてくれた。

その後、生徒のなかで運転免許を取った人が二人もいたのには驚いた。それから教会で長老として礼拝の司式をしたり、聖書を読んだりする者も出て、教室開講当時を振り返ると、「ほんまかいな？」と疑ったりもしたが、それを聞いて一人一人の成長に心から喜んだ。

教室の思い出として、つつじの咲きほこる春、生徒みんなで光明園の白根《しらね》の水源地へ遠足にいったことがある。アジュモニの手作りの弁当、ナムルや巻きずし、ヨモギ餅にマッコリも持ち寄って、一日、山遊びをしたのが懐かしい。いっしょに撮った記念写真がいまだ手元に残っている。

それから、園内で生徒たちに会うと、「先生、こんにちは」とあいさつされる。十年、二十年、三十年たっても、どこかでばったり会うと、「先生、お元気ですか」と言葉をかけてくれる人がいる。いつまでたっても私を先生と呼んでくれるのは嬉しい。しかし、そう呼ばれた私が、かえって生徒たちから人生のことをいろいろ学ばせてもらった。本当は、そのアジュモニたちが私の先生であったのかもしれない。

出張裁判　「らい」を裁く

長島、邑久《おく》光明園での話である。一九五三年十二月六日、男子観潮寮《かんちょう》四号室において賭博傷害事件が起こった。戦後、光明園では、長い習慣で、正月、大晦日とお盆の数日間は賭博をすることが患者のおおかたの楽しみとなっていた。園、自治会などは賭博を禁じていたが、その指示を無視して、暗黙のうちにさかんな賭場ができた。もちろん賭けるものはお金。家から着物の襟に縫い込んで送られてきたり、何かの方法で手に入れた「隠し金」「死に金」と呼ばれていた現金を誰かしらが持っていたのである。その他は、時計や値打ちのある品々である。賭博をするのは外島保養院以来の患者にかぎらず、光明園が開設してからの者や戦後入園した者など老若の男たち。要するに、女、子ども以外のおおかたの者たちがこの遊びに手を染めた。

年末年始の賭博は黙認されていたが、園内の規則によってこの賭けごとがご法度《はっと》であることは当然である。特別な日以外に賭博現場で捕まった場合には、園は自治会を通し、「国立療養所患者懲戒検束規定」（癩《らい》療養所の所長は入所者に対して懲戒等を与える権限を付与されるという法律）に沿って白根《しらね》の監房行きを命じる手はずとなっていた。当時、光明園だけではなく全国の各療養所に、懲戒検束権の罰則を実施するために「監房」と呼ばれる監禁室が設置されていたが、この制裁は凶暴な者に対してはあまりききめがないと噂になっていた。

五三年八月、癩予防法が改正され、新たな法律が施行されることによって、患者側は懲戒検束権も無効になったと認識していた。したがって、この賭博傷害事件が発生したさいには、園は直接手を下すことはできず、自治会と協力して、牛窓《うしまど》警察署に取り締りを要請した。仲間うちの常識としても博《ばく》打《ち》は盆、暮れ、正月に打つものなのに、師走に入ってすぐ興じるとは、いくら戦後自由になったとはいえ、園内秩序からいっても放置するわけにはいかなかった。

その日、寮内には秘密裏に賭場が設けられ、十名ほどが集まっていた。部屋を貸してくれた者たちには場所代としていくらか支払って礼をするので、彼らは喜んで席を外す。朝から観潮寮の一室を借りきり、飲むや打つや大騒ぎして博打遊びにうつつを抜かしていた。晩になるといさかいが始まる。賭け金のやり取りで腹を立てた男の一人が寮の炊事場に駆け込み、菜《な》切り包丁を取ってきていきなり相手に切りつけた。騒ぎのなか、自治会事務所に飛び込んで知らせる者がおり、すぐさま役員たちがその場に駆けつけて事件は発覚する。事の大小にかかわらず、喧嘩で人に傷を負わせたことが大きな問題になっていた。

即座に園、自治会、消防団、青年団、事務所員が動員されて事にあたったが、結局、園と自治会の決断で、刑事問題として警察署に取り締りを求めたため、間もなく、牛窓署から船で十数名の警察官が海を渡ってやってきた。聞くところによると、寮の一室を借りきって、表と裏に拳銃を身につけた不寝番《ふしんばん》の警官を立たせて犯人を拘束したという話である。

事件当時、十数名いた博打打ちたちは仲裁に入ることもせず、喧嘩が始まったと同時に蜘蛛の子を散らすように逃げてしまった。残ったのは加害者と被害者のみで、けがを負ったほうは幸い大事に至らずにすんだが、傷をつけたほうはそれではすまされなかった。これが、光明園で行われた「出張裁判」のことの始まりである。

五四年四月三日、午前十時より、牛窓簡易裁判所係、光明園恩賜会館において、患者たちが「出張裁判」と呼ぶ、特別法廷が開廷された。傍聴席では入園者約百名が裁判を見守った。第二回公判は四月二十六日、同じ場所で開かれ、判決が言い渡された。

判決を受けた当人、渡辺は脂の乗りきった三十代、がたいの大きい男で、私と同じ紅葉寮であった。紅葉寮は男子独身軽症寮で一棟に四室、各室十五畳でつねに六、七人が暮らし、年齢もさまざまで外島出身者から少年舎寮上がりの者までいた。寮長は一号室の人で、光本さんという外島時代からの年配者である。それで裁判があった日から数日して、寮長さんから全寮員約三十名に向けて、紅葉一号に集まるようにと連絡があった。その夜、三々五々、男たちが集まり、部屋のなかは煙草の煙と番茶の臭いでむせかえるようであった。

ざわざわするみんなをよそに、寮長さんは堰《せき》を切ったように賭博事件のことを話しはじめた。そしてしまいに「このたび渡辺さんがお勤めに参ってくるので、多少餞別をもたせたいと思います。餞別は勘定日《かんじょうび》（十五日）に駒（園内通貨）で集めるので、よろしくお願いします」と言う。渡辺さんが紅葉一号の人であるということで、名前も事件のことも知っていたが、戦後入所してきた若者のなかには、これから刑務所へ行く者に餞別をもたせる良し悪しについて、多少首をかしげる者もいたけれども、遠方にある熊本の「医療刑務所」に入るのだから、もたせるものをもたせて、しっかり刑を務めてくるようにと送り出すこととなった。それから一年としばらくして、彼を園内で見かけるようになったという。患者たちは、無事に刑期を務めて帰ってきたのだろうと喜んで噂した。

さてこの「医療刑務所」とは菊池恵楓《けいふう》園の菊池医療刑務所のことで、一九九六年に閉鎖されたのち、当時の刑務所長であった吉永先生は、外科の医官として光明園に勤めたが、刑務所長時代の話は決して口にしなかったという。

「医療刑務所」の始まりはというと、癩患者の犯罪が多発し凶悪になり、園当局と患者自治会が「癩予防法」「懲戒検束権」などでその機能をフル回転しても事が収まらなかったため、発想されたのではないかと思う。たとえば「国立療養所在所患者の犯罪及び懲罰状況調査表」によると、一九四五から五〇年には、国立療養所患者総数八三〇〇人に対して五〇六件の犯罪が起きており、療養所内の犯罪率は一三パーセントにも上っている。

「医療刑務所」ができる発端には、園内の刑事事件に加え、園外での癩患者による犯罪が増発していくこともあった。社会で患者が犯罪を犯しても、この病気であるがゆえに裁判すら行われず、ていさい上は執行猶予あるいは服役中執行停止に処され、また窃盗や強盗も不起訴となった。その身柄は、癩療養所送りとなるだけである。しかし所内にはその患者たちを収容する特別な病棟はなく、彼らの悪らつな振る舞いや素行の悪さは深刻であった。

一九四五年末、光明園では倉庫から備蓄米、計七十一俵が盗まれるが、犯人が当園の患者であるために当然、起訴猶予となる。即刻、園では彼らを園内処罰として監禁処分とするが、間もなく監房から抜け出し逃走し、再び社会で強盗傷害事件を起こし、ますます問題化していく。この事件のために、園では盗まれた備蓄米の帳尻を合わせなければならず、患者たちは一日一食、おかゆを食べさせられたという苦い記憶が残っている。また、盗難のさいに米を運びそこねたのか、藪池《やぶいけ》桟橋や海岸に白い米が散らばっており、海底には米俵が沈んでいた。そこで桟橋と海岸の米を砂や小石といっしょにすくって持ち帰り、根気よく選別してそれを炊いて食べたという話も聞く。

その昔、このような園内での盗難、暴行などの凶悪な犯罪に対しては、一九三八年に設立された栗《くり》生楽泉《うらくせん》園内の重監房、「特別病室」に収容されたといわれている。時代の流れによって、治安維持法などで思想統制が行われると、熊本の本妙寺事件（四〇年、大量の浮浪癩者たちが強制収容された）と並行して、警察は療養所内の「自由主義者」にも注意を払っていたため、その指導者たちも重監房に入れられた。しかし、ここでは虐待、虐殺が常態化しているとの噂が全国に広まり、患者たちによってその非人道的な処遇（二十数名が凍死、衰弱死、自死した）が暴露され、四六年に重監房は廃止された。

その後、草津の栗生楽泉園記念誌には、五〇年に患者どうしの大乱闘が起きたと記されている。園内殺人事件である。三名の死者が出るほどの大惨事だから、警察の介入は当然のことであったが、犯人を捕まえて留置所に入れるさい、それが癩患者であった場合、騒ぎは大きくなる。

数十名の患者どうし棍棒やらクワやらをもって乱闘し、三名の死者を出した「草津殺人事件」では、警察への通報後、多数の被疑者が出ることが懸念された。警察は衛生上の問題を取り上げ、犯人が病人であるため療養所送りにして所内で取り扱うべきだといい、園側は、刑事事件の犯人だから警察が本署で取り締まる事例だという。犯人を疑われる患者たちは通報後も楽泉園内にとどまっていた。結局、被疑者の人数からいっても草津警察署の手には負えず、他地域の二、三の分署まで動員されると、各署が大騒ぎとなり、犯人が患者であれば療養所送りでしかるべきと、またもや話は振り出しに戻る。留置所内で患者たちをどのように扱えば感染しないか、拘留後の施設の消毒はどうすればよいか、また法廷に立たせる場合、患者専用の椅子や机を準備するには費用がかかる、などと議論になった。やがて被疑者を数人に絞りこみ、犯人が特定されると、各署互いにすりあわせたすえ、いったんその身柄を楽泉園内に監禁したのである。

ここで明らかになったのは、癩患者の取り締りについて法の不整備や施設の不備があったとしても、警察当局と厚生省の対応が、かつての内務省時代の誤った認識を踏襲していたことである。すでにこの当時、医学的にはプロミンなどの治癩薬の開発があり、「癩は治る病気」とされていたにもかかわらず、「らい」という病に対する恐怖心に取りつかれ、患者そのものにかかわることを放棄し、裁判も行わない司法と、取り締りをしない警察が存在したのである。仮に病気回復者と認めるならば、普通の人として逮捕、拘留すればよい。しかし外見で、顔と言わず手足も潰瘍でただれているのをみて、それが治ったという医師の証明があっても健康人とみなさず、感染を恐れ、直接触れることや空気を共有する接近を忌み嫌い、逮捕するのを拒んだ。

結局、栗生楽泉園で起きた殺人事件が癩療養所の患者医療刑務所の早期実現の火縄となって、「癩刑務所」構想が一気に進むこととなる。一九五三年三月十日、熊本県菊池恵楓園に菊池医療刑務支所(定員七五名)が開所された。そのさい自治会が、療養所内に刑務所が置かれるのは人間性を無視した行為であると反対し、隣接する敷地外に設置されたのである。そして五五年には、光明、愛生園の患者の大反対を無視して、光明園の真向かいにある虫明《むしあけ》の壇島《だんじま》に国警留置場が造られた。建物はガラス張りで明るかったが、有刺鉄線を張りめぐらせているところは、まさに留置所であることを物語っていた。

医療刑務所の開設と並行して恵楓園では、密入国者、主として韓国・朝鮮人を対象とした癩患者専用の入国管理収容所を設ける準備が進められていた。五〇年六月の朝鮮戦争勃発後、愛生園の光田園長は、朝鮮半島の癩患者が年々内地に移動してさかんに伝染を広めているとの持論を展開する。また同年七月、恵楓園の宮崎園長は、園に収容されていた密入国の患者が逃走したことを受けて、「本来、密入国者は本国へ強制送還されるのに対して、癩患者の密入国者は日本の療養所に収容されるだけである。ここを脱走し不法滞在すれば、その目的は簡単に達成できる」と、密入国癩患者の問題点を訴えた。

こうして恵楓園では五一年から入国警備官配備のもと、密入国した癩患者を収容し、五三年九月十四日、入国管理収容所として正式に大村収容所菊池分室が設けられたが、翌年十一月には閉鎖される。約一年の間、五回にわたり十二人が収容されたとの記録は残っているものの、朝鮮人隔離強化の対策としてはほとんど機能していなかったようである。ただその根底には、民族差別の考え方がまだ色濃く残っていたのではないかと私には思えてならない。

医療刑務所と出張裁判を語る場合、「藤本事件」（通称、菊池事件）を忘れてはならない。戦前から続く無癩県運動のなか、一九五一年、熊本県予防課は、水源村の藤本松夫氏が癩病に罹患《りかん》しているとの情報を得て、同村役場を介し藤本氏へ療養所収容を通告した。ところが本人は病気であることを納得せず、いくつかの病院を回りこの病気ではないむねの診断書を手にする。しかし、熊本県癩療養所菊池恵楓園は、強制収容の手口のひとつとして、他の医療機関の意見をいっさい認めることなく、収容方針を変えることはなかったのである。

そこで事件は起こった。水源村の衛生主任A氏の家の寝室に、誰かが竿の先にくくりつけたダイナマイトを差しこみ爆発させ、家族に怪我人が出た。藤本氏に容疑がかけられ、代用拘置所である熊本刑務所菊池支所、恵楓園に拘禁される。特別法廷による初公判は、菊池恵楓園自治会事務所玄関前の広場で始まった。周囲は幕でおおわれ秘密裏に行われたが、他の患者が聞きつけ幕の間から覗き見をして、それが「出張裁判」であることがのちに知れわたる。

翌五二年、恵楓園内の「慰安会館」に仮設された熊本地方裁判所特別法廷において、懲役十年の判決が下されると間もなく、藤本氏は脱走を図り行方不明となる。それからひと月もたたぬある日、水源村で衛生主任A氏が殺害され、数日後、藤本氏は逮捕される。

逃走罪と殺人罪で起訴され、熊本刑務所菊池医療刑務支所が開設されたその年五三年に死刑判決をうけ、六二年九月十三日、第三次再審請求が棄却された翌十四日、藤本氏は菊池医療刑務所、恵楓園を出発し福岡刑務所において死刑が執行された。

この事件で、全国患者協議会（現在の全国療養所入所者協議会）と自治会は、藤本氏の無罪を訴えて、署名運動や裁判の再審請求の嘆願書を提出したり裁判費用を募ったりと奔走したが、望ましい返答は得られぬままであった。死刑執行の当日、光明園では第七回臨時支部長会議が開かれていた。そのさなかの深夜一時、藤本氏の死刑が執行されたとの電報を受け取り、騒然となったのである。翌日、会議を中断し全患協の代表たちは抗議文を手に東京の法務省に出向いて、その不当性について強く抗議した。本人と家族は最後まで容疑を否認しつづけた冤罪事件である。

当時、私は自治会事務所に出入りしていた関係上、藤本氏と直接手紙のやりとりをした。一睡もせず死刑執行の抗議文を書いたのも私である。のちに創作「壁をたたく」(『楓』一九六二年十一月号)でこの事件を社会に訴えたつもりだが、なにぶん力足らずであったことが今も心残りである。

法治国の日本で、一人の人間が死刑に至るまでの裁判の過程において、証拠、告訴状、弁護など、いささかのゆがみもなかったであろうか。藤本氏は取り調べのさい、警部補から白紙に拇印を押させられたと告白している。まして「特別法廷」なるものの正当性はあったのかどうか。傍聴人がいない非公開で行われた裁判自体、法の下の平等の観点から、あるべきものではなかった。

資料から読みとれる法廷の様子は、関係者は予防着を着用し、ゴム長靴にゴム手袋という異様な出で立ちであったという。消毒液の臭いが充満するなか、調書をめくるのに火箸で紙を挟み、証拠物は割り箸でつかんだ。その真ん中に立たされた被告は、病を負った一人の男である。正面には、黒の法廷着をはおるのではなく、白衣の予防着で身を包んだ裁判長が着席した。

この裁判は人の罪を裁いているのではなく、「らい」という病を裁いたとしか受け取ることはできない。そして判決は、ひとりの人間、藤本松夫氏元のままではなく、癩患者すべてに下されたものであり、日本の司法権力による「らい」に対する死刑の宣告であった。

藤本松夫氏は熊本の山村に小作農家の長男として生まれ、父を早く亡くしてからは小学校にも通えず、母親を手伝って生計を立てたという。生まれ育った部落で、母、弟妹、自分の家族を養うために懸命に働く日々、突然、彼に療養所収容の知らせが届く。この病気は、当時の社会ではまだ忌み嫌われ、遺伝説もあり、一家の大黒柱であった彼は、残された身内が子々孫々、風評の災いに悩まされることを案じたにちがいない。できうれば本人一人の苦しみですめばよいが、昔は、癩病者を出すと、その者がこの世から消えるか、生きながらえれば一家が周囲の偏見差別で村八分にされた時代であった。

療養所を脱走した藤本氏は、のちに故郷の村で起きた殺人事件の犯人として投獄される。伯父たちは、「お前の家の者はどんな事があっても生活に困るようなことはしないようにするから、お前は死んで呉れ。お前が生きておれば、親戚の皆に迷惑がかかるから……」（藤本松夫「予断と偏見による真実の危機——過去をかえりみて」、『楓』一九六〇年十月号）と言った。

自分の無実を心にもちながら、どれほど彼の胸中にある「真実」というものが揺らいだであろう。人生では、ひとつの物事が差し違えられたり、事態がすりかえられることが往々にしてある。まして、癩が関わる出来事において、病を理《ことわり》にされるのは避けられないことだった。藤本氏は自分の命をかけて一族を守ったのではないだろうかと私は考えている。

それは、私の過去にも重なる。父は、息子が癩を発病したことを苦に、「お前さえいなければ……」と自殺した。義母は即座に親族会議にかけられ、協議離婚に判を押してどこかへ消えてしまう。周囲から、父の死はこの病気のせいだと責められているようで、頼る場もなく、私は十歳で光明園に収容された。

それからずっと、癩と父の死を背負ってきた。しかし、この年になって、父が死へと追いつめられた要因はほかにもあったのではないかと、あのころをたどってみると、義母の身辺をめぐる噂話が、ささくれのように心に引っかかる。妻の振る舞いが、父の死の理由であれば、死者の誇りは傷つくし、遺族にとっても世間ていが悪い。子どもが癩病を患ったせいにすれば、周囲もしかたなく受け入れられたのではないかと、やっとそんな思いに至った。

癩という病は、大昔から罪や悪業とすりかえられてきた。収めきれないことを成り立たせるため、癩患者は身代わりになり、幕をかぶせてしまえば、真実までもおおい隠せたのだろう。

この数年間、藤本事件（菊池事件）の「国民的再審請求」を訴え、全療協、支援者と弁護団が動いている。しかし、そこに遺族の姿が見えない。同じ境遇でない者に、ひとり残されて耐え忍んだ遺族が背負ってきた日々を知るすべもない。癩という杭を打たれた村で生きた者にとって、正義だけではすまされぬ、地に根づいた積年の恨みがある。

まだ幼かった娘のます子さんが、「お父さんを死刑にしないでください」（『楓』一九六〇年六月号）と訴えた手紙を思い浮かべてみる。その最大の願いをかなえてやれなかった私の胸に、親を亡くした子の言いようのない無念な思いが重なる。この事件がいま生きている社会のなかでどういう意味をもちつづけるのか、若い人たちに投げかけてみたい。

出頭不能　年金問題から指紋押なつまで

日本のハンセン病療養所における在日韓国・朝鮮人の歴史の歩みは、一九二二年、大島療養所に送致された一人の朝鮮人ハンセン病患者の入園記録からである。それ以降、同胞患者の収容は全国の療養所へと広がり（奄美和光園、沖縄愛楽園、宮古南静園を除く）、その数は一九五〇年におおよそ四六〇名、五五年に六六八名と増加する。植民地支配による強制連行や、炭鉱などでの過酷な労働と貧困と無知によるものか、同胞のハンセン病罹患《りかん》率は日本人の十倍に上ったといわれる。最も患者数が多かったのは五九年の七〇四名（国立療養所年報参考）で、入所者総数に対する在日韓国・朝鮮人の割合は、六％前後を占めていた。それ以降は次第に減少し、二〇〇四年には一八三名で五％ほどになる。

終戦後、療養所で暮らす在日韓国・朝鮮人たちを襲ったのが、強制送還の問題であった。一九五一年の入管法第二四条に、日本国外へ退去を強制できる外国人として、癩《らい》予防法の適用を受けている癩患者があげられており、不法入国者や療養所の秩序を害する悪質な者などへの処遇がいっそう厳しくなった。これに対して、東京全生園の同胞らが連名で、政府に退去強制せぬようにと請願したのが、在日外国人患者運動の発端になっている。

在日韓国・朝鮮人の歩みをたどると、療養史上最も大きな節目となったのが、一九五九年四月、国民年金法の制定だった。療養所の一級障害者に福祉年金（月額一五〇〇円）が支給されるが、国籍条項があったために、私たちは対象から除外されたのである。

当時、光明園では、九〇〇名ほどの日本人と同胞一二〇名が暮らしていた。開園当初五〇名あまりだった同胞たちは、県人会組織として「互助会」をつくり、親睦をはかった。共同生活では、軽症舎一部屋十五畳に日本人六、七人と韓国・朝鮮人が一人、不自由舎は日本人四人と同胞一人が割り当てられた。日本人は同じ郷里の者どうし集まることがあっても、私たちは決して同室に二人は入れなかった。複数集まれば暴動を起こすというのがその理由である。部屋に友人が来て韓国語で話すと、「そんなわからん言葉で話さんと、日本語で話せ」と叱られ、日常、母国語をしゃべるのもはばかられた。

そんな無言の緊張のある生活に耐えて暮らす日々、初めての障害福祉年金が支給された。不自由舎の年金受給者は一月合わせて二二五〇円ほどの所得を得たのに対して、支給されなかった同胞は不自由者慰安金（自治会会計から特別に支給された）を足しても一三〇〇円に満たなかったのである。同じ部屋で暮らす日本人四人と同胞一人の間には、明らかに金銭の格差が生じ、しだいに生活が派手になっていくと、お互いの心にもひびが入った。もらえない同胞にとって支給日は苦痛そのものであり、顔を伏せて重苦しい気持ちで押し入れの前に座っていなければならない。

両下肢を切断している友人が息を切らし軽症舎に上ってくるので、どうしたかとたずねると、年金支給日だから逃げてきたという。また盲人会の楽団に所属していた同胞は、ギターの弦一本切れても助成金が下りるまで補充できずにいたが、受給者たちはすぐに個人負担で新品を購入し、楽団員どうしが金を出しあい高価なものを手に入れた。同胞はついて行くのもかなわずに、楽団をやめてしまったのである。

ある日、同胞の年配者が、どうしたら年金がもらえるのかと、私に相談にきた。第一に不自由で、次に日本人であることが条件だから、私たち外国人はそれに当たらないと言うと、ぼそりとつぶやいた。「日本人になればいいんやな」。当時、さかんに福祉の人が、帰化して日本人になったら年金がもらえると勧めて歩いていたこともあり、そのうち、何人かは知らぬ間に国籍を変えて、年金をもらう者がいたようである。


こうしたさまざまな動きのなかで、全国療養所の韓国・朝鮮人の各団体が政府に対して年金支給要請運動を始めた。なぜ私たち同胞だけが差をつけられるのか。ハンセン病療養所では、社会から隔離されて、日本人とみな寝食をともにしてきた仲間ではないか。それなのに年金が出る段になったら対象除外とは。なぜ差別するのか。その怒りが私たちを実力行使に駆り立てたのである。全生園の療友は全国の同胞団体を代表して「在日外国人ハンセン氏病患者同盟」を発足し、厚生省へ陳情にいった。このとき役人にいわれたのは、「お前たちは日本人ではない。韓国から来た旅行者じゃないか。旅行者にいちいち年金を払っていたら、きりがない」という言葉だった。

私たち在日韓国・朝鮮人は、徴用、強制連行などの名の下に連れてこられ、「日本国民」として日本のために過酷な労働を強いられてきた者たち、あるいは、その子どもたちである。決して旅行者として滞在しているわけではなく、永住者として永住権をもらっているのだ。

そういう状況のなかで、光明園では、十人ほどの同郷会を除く、韓国人互助会が中心になって、直接交渉と並行して文書活動をしようじゃないかという話がもちあがった。療養生活でも、精神的な面、日常のことなど、在日韓国・朝鮮人は植民地下の人だからと馬鹿にされた。日本語がうまく話せないので、ちょっとした意思の疎通ができず、慣習の異なりが誤解を招く。計算やお金のかんじょうもできない。それで患者作業では人の嫌がる仕事ばかりさせられる。そういう思いを仲間から聴きとって、世に訴えようじゃないかと生活記録を作ることになったのである。

ところが、学問がないのでなかなか書けない。聞き書きをしようとするのだが、自分の本籍さえいえない人もいる。何歳で、どこに上陸したかもはっきりせず、韓国語も日本語も読めない。どこの炭鉱で働いたか、自分が住んでいた地名さえわからず、「河が流れとったなあ。大きな家があったなあ」、「雪が降って寒かった」とかだけで、うまく表現できない人が多くいた。そんな曖昧な話をまず箇条書きし、それをなんとか訴えの内容にまとめて発行したのが第一集の『孤島』（一九六一年六月）だった。その後、愛生園の人たちにも声をかけて、第二集の『孤島』（六二年五月）を出したのである。

それを持って、民団（在日本大韓民国民団）岡山県本部、総連（在日本朝鮮人総聯合会）、神戸の韓国領事館に陳情にいった。領事館で面会した公使からいわれたのは、「韓国は、戦争損害請求を放棄するという誓約を交わして四十億ドルを日本国家からもらいうけることになった。韓国国民が受けた未曾有の被害がやっとそれで潤ってきているのだ。貴方がた在日の障害者も韓国のことを考えて我慢しなさい」との返答であった。

『孤島』の編集と同時に、署名運動も実施した。同胞の有志たちがすべての入所者と職員にお願いして回ると、同じ舎の人からも「そんなんせん。年金ほしかったら自分のくにかえったらええ」と平気で断られる。「韓国人のくせに生意気な。他人の国に来て、何を偉そうに言うてんねん」と。それまで親しかった療友たちまで、そんなに文句があるなら、日本の重荷になっとらんで朝鮮へ帰れとまでいうのである。この署名集めではみんなずいぶんつらい思いをした。

結局、同胞だけではどうにもならず、「ハンセン氏病療養所内の外国人（特に韓国人）中、身体障害者、老齢者等に対する福祉増進方要請について」という提案が全患協運動の重大要求項目に加えられた。それらすべての運動があって、一九七〇年、二階堂進自民党副幹事長の「ハンセン氏病障害年金の認定取り扱いについて」に対するらい調査会の答申を境に、在日韓国・朝鮮人の支給額も日本人の福祉年金と同額ていどになったのである。

年金問題が起きて十数年の間、同胞たちはそれまでにない体験をした。日本統治下における愚民政策により学校教育を受けることができなかったため、日本語の読み書き、計算ができない。それは療養所の日常生活に支障をきたした。同胞ができる患者作業は、肉体労働、誰もしたがらない汚い仕事、特別看護、堕胎児の処理や穏坊《おんぼう》（火葬係）などだった。

ある同胞夫婦の話である。「いちばん汚い仕事でええから、稼ぎのええやつ、引き受けたろう」と、白根《しらね》の監房の係を住み込みで受けたときのこと。「一日三度、ごはんを給食から運んできて、監禁室におるもんに食事のおぼんにのせて出してやるわけさ。一生懸命やったさ。入ったもんもかわいそうやろ、熱心に働いたさね」。「ところがある日な、いつもどおりにまんま（ごはん）出してから食カン（アルミ缶の食器）下げにいきおったら、しばらくかえさんねん。『おっちゃん、はよしてえな』いいよったら……、『おい、朝鮮、お前が食え』いうてな、差し出したカナ盆に自分のしたうんこを盛っとった。そりゃあ、腹たってな、盆をほうりだしてでてきたわ。なさけのうて、くやしいて、そんなことばかしやったで」。

また、同胞の女性はこうも語った。「うちはな、眼のうすい盲人さんの父親といっしょに、ここへ入ったんよ。でも、別々に暮らさんといかんいわれてな。父親の面倒は、籍元《せきもと》の人にみてもろうていた。ひまみつけては、様子みいみいしとったんやけど、結婚して下のほうに住むようになってから、遠いのと忙しいのとで、なかなか顔をみせられんかった。ある日、キムチつくったからそれをみやげにして久しぶりに父親を訪ねたん。ごはんの時間やったから、ちょうどよかったとおもってな。アボジ（父）は食べてる最中やった。美味しそうに刺身をたべてたん。ごはんに漬物のせてやろう思うてそば寄ってみたら、しょうゆの皿になんや細い白いもんがいっぱい浮いとるん。ようみたら、ウジや、うようよ生きとるんやで。そこに、おいしそうに刺身したして食べとるんよ。うちな、おもわず、しょうゆ皿かっさらって流しに捨てたわ。『どないしたん？』ってアボジが聞くんやけど、よう言われんかった。すぐに、戸棚に置いてあるしょうゆびんをみたんやけど、もう白い膜はっておってな。なかに蛆虫がぎょうさんわいておった。部屋にきて面倒みてくれる日本人のおっつぁんは、知っとったんや、あきめくらじゃあるまいし。アボジはなんも知らんでそれ食べさせられとるん。朝鮮人のめくらやて、わやにしとる。みじめでなぁ」。

こんな話はよく耳にした。だから日本人と同じ仕事をするには文字を知らなければどうにもならない。加えて『孤島』の発刊を経て、同胞たちに巣食っていた祖国喪失感や自己認識の高まりもみえてきた。そこで韓国人互助会が会員の要望に応えて、一九六六年九月、識字学級が開校された。いろいろな苦労はあったが、これは年金問題をめぐる運動のお手柄の一つである。

平等に年金が支給され、患者作業の施設返還を終えたころには、外出や旅行がさかんになり、療養所の暮らしは社会に向けて開かれていった。私は一九七〇年後半から六年ほど、自治会役員と全患協中央委員をしていた。東京出張は年に四、五回ほどだったが、園から外出するさいには必ず「身体障害者手帳」と「外国人登録証明書」を持参する。通常は福祉室の金庫に預けてあるので、手にして初めて知ったのである。

私の外国人登録証明書には、写真もなく、指紋押なつの箇所には「出頭不能」の判が押され空欄になっていた。名前、生年月日、本籍地、発行日、有効期限に登録番号の記載しかない。それでもその証明が有効なのは、ハンセン病療養所の患者だけに対する措置である。その理由は、この病気の特徴である身体的障害や欠損にある。手先の指が曲がっていたり、切断されていたり、神経が麻痺していたりということから指先が自由にならず指紋が押せないから、というものであった。

一九四七年、「外国人登録令」が公布されると、その手続きのため役所から療養所へ担当員が出向いた。役人二人が分館の玄関前の空き地に机を置いて、写真が貼ってある手帳に、黒いインクで一人ずつ指紋をとる。手のよい者は何でもなかったが、後遺症で指が湾曲している場合は困難だった。指紋をとるために指の第一、二関節を無理に伸ばして板をあてがい、役人がそれを押さえて指紋を押す。役人は、患者の手や指に触れなければならず、自分たちに病気が伝染するのではないかと恐れ、たいへんいやがられた。しだいに、患者の指紋押なつは必要なくなり、その空欄には「出頭不能」と大きな判が押されたのである。

納得がいかないので、県の民団本部へ出かけ、たずねてみると、療養所の件はわからないが、社会（療養所の外）の在日韓国・朝鮮人運動に参加したらどうかと勧められた。一九八五年前後、在日外国人の指紋押なつ反対運動が繰り広げられていた時期で、岡山地方裁判所でも押なつ拒否した青年の公判が開かれた。私は、その裁判の傍聴に二年ほど通い、人権について勉強した。支援者には、在日韓国・朝鮮人の運動家のほか、障害者、市民運動家や解放同盟の有志たちがいた。そのうち親しくなると、光明園を訪れる人たちもあって、裁判後の交流会では私に意見を求めた。

「あんたがたはな、指紋拒否やけんど、私らは指紋押させて下さいっていう願いがあるんよ。立場が違う。押して初めてあんたがたと同等なんよ。押せ、言われたら抵抗あるんやけんど、出頭不能っていう判こ押されてね、手帳突き返されたら、話にもなりませんわ」。

人なみになりたい、人と同じに扱われたいという、平等への願望であった。社会では指紋押なつして、滞在資格が認められるのに、なぜハンセン病患者だけが除外され、それを必要としないのか。私も世間なみに指紋を押したい。押さないかぎり人としての価値がない、と自分に言い聞かせた。本人の承諾もとらず、出頭不能とする。そこに偏見と差別が残っていた。

私の言葉に、みんなはただ無言だった。社会から隔離されたハンセン病患者で在日の私と、すでに社会で生きる場を得ている被差別者との間には、隔たりがあった。差別の種類、段階が違う。比較にも喧嘩にもならない。差別される立場が違えば、常識は逆説的になる。

差別というのは力の差、優劣から生まれ、人によって作られていく。それをなくそうとして人びとは声をあげ、運動を起こし、被差別者は支援者たちといっしょになることで力をつける。自分が弱い立場であれば、ひとつ強くなってその上に立ったのだから、差別を克服した気持ちになるだろう。しかし、本当にそうだろうか。力の競争を繰り返し、かえって差別される人を生み出してしまうのではないだろうか。

それからも、私のところには、社会福祉事業を営む被差別関連の支援者たちがよく訪れた。組織としての活動を介して、その存在自体を高めるためにハンセン病の問題を扱っていたように感じることがままあった。人権問題を共有する互いの関係には、弱い者がさらに弱い者を踏み台にして上へあがろうとする姿が見え隠れする。悲しいかな、それが煩悩であり、差別の踏み台であるのだと思う。

人間が生きているかぎり、差別はなくならないだろう。弱い者が寄り添い、助けあい、力を合わせ、決してひとりではなく、かたまりになって力の優劣や競争から、努めて抜けだすことはできないだろうか。剣や道具を持たなくてもそれなりに生きていける世界があればいい。そうすると差別は薄らいで、抑えられるものだと、私は願う。

橋を渡っていろいろな人が行き来する。療養所から出て社会を学び、居場所を探すため、私はどこへでも出かけた。ずいぶん歩いてみたが、気持ちのうえで自分の居所がない。いつしか邑久《おく》長島大橋は、帰らざる橋となって私の前にある。

一九〇七年、らい予防法の前身である「癩《らい》予防ニ関スル件　法律第十一号」制定によって癩患者の強制収容、隔離、撲滅政策が始まってから、百年の歴史を振り返ってみると、療養所のなかで行われたこと、たとえば患者作業、懲戒検束などはすべて、国策に沿ってなされていたのである。それらのなかで最も非人間的なものが、優生手術の実施であった。

療養所では、患者どうしが結婚する場合、男性は断種手術（すじきり）を受けることが条件とされた。また、所内の出産・育児は認めておらず、妊娠がわかると、強制的に中絶が行われていた。

一九四八年、優生保護法が制定され、優生手術を定めた第二章に、「本人又は配偶者が、癩《らい》疾患に罹《かか》り、且《か》つ子孫にこれが伝染する虞《おそ》れのあるもの」（第三条第一項第三号）という条項が含まれており、ハンセン病患者の絶滅をめざして、優生手術・人工妊娠中絶が合法化されたのである。

熊本判決（二〇〇一年五月十一日、「らい予防法」違憲国家賠償請求訴訟）では、一九九六年までに療養所で行われた中絶手術は三千件以上に上るとしているが、法の施行以前から中絶手術は秘密裏に常態化しており、その数を合わせると倍増するだろう。

判決後に発足された「ハンセン病問題に関する検証会議」は、その最終報告書（二〇〇五年三月）のなかで、療養所内に放置された百十八体のホルマリン浸け「胎児標本」の存在を明らかにした。それらの標本は、研究目的もあいまいなまま、ずさんな管理体制の下で長期間放置されたもので、古いものでは半世紀以上たったものもあり、そのうち二十七、八体は嬰児であり、人工早産か出産後に死亡している。患者が標本を見たかぎり、「月数の少ない胎児は紐のようで人体の形になりかけのもの、胎児らしいものもあり形、大小いろいろである。また、膿盆《のうぼん》に載せられ、両手両足踏ん張ってかすかな産声を上げた赤ん坊もいた」との証言もある。

その後、胎児の出自や死亡原因などの真相究明がなされぬまま、二〇〇八年にすべての胎児標本は火葬されてハンセン病の歴史から消された。すでに老いた父、母親たちも、その悲惨な体験を心の奥に秘めたまま、永遠の沈黙へと向かう道なかにある。

こうして、胎児標本問題はその全貌が明らかにされることなく社会から忘れ去られようとしている。それだけでなく、癩そのものの課題がそう遠くない将来、自然と消えてなくなるような「風化」ではなく、意識的に忘れ「消滅」するということの状況を深く憂慮し、同時にいちまつの寂しさを覚える。

しかしそんなさなか、二〇一二年、第八五回日本ハンセン病学会総会・学術教育講演で「病理標本が語るハンセン病の歴史」と題して藤田保健衛生大学病理学教授、堤寛氏がその研究を発表した。一三年四月、ハンセン病学会雑誌編集委員会に本人が論文を投稿したが、「掲載不適当」と判断され、取り下げたとされている。

現在、論文の内容については法的に公表できないとしているが、抄録によると、「邑久光明園の剖検室に保管されていた計四十九体のホルマリン漬け胎児（新生児）標本に出会い、牧野先生から病理標本に生かせないかと提案され、二〇〇六年春から三年にわたる病理解剖標本の再サンプリングが始まった。私の手元にある八〇〇例以上のハンセン病剖検標本のパラフィンブロックは、歴史的にも学術的にも、大変貴重な財産と言える」（抜粋）と述べている。

この出来事をふまえ、倫理的、道義的問題はさておき、社会にひとつの新たなハンセン病問題が提起されたと受けとめるべきだろう。私は医学者でも専門家でもないが、長いわが人生における「病歴学」と体験から、この問題について胎児に代わって一言、ここに書きしるしておきたいと思う。

人が生きるということ

まず、「生きる」ということはどういうことだろうか。この世に生まれ、その血筋、場所、環境によって、生きる姿はいろいろ違う。不幸にして、癩療養所に生をうけた「いのち」があった。いかように生きるかはその人の運命だけれど、それを許さなかった現実がある。

本来ならば、生来の苦しみを負うにしても、たとえ経済的に貧しくとも、親として、生まれてくる子どもに乳房をあて、その運命をともにするのが親と子だ。たとえ月満たずの未熟児として生まれても、生かすために誠心誠意、力を尽くすのが人だろう。本来、生まれてきた者にとって、病気であろうと何であろうと、いまこれからを生きることが存在するはずである。

だが、療養所では「いのち」を授かり生まれても、生きることが許されなかったのである。ここでは、「いのち」と「生きる」ということは、別な問題である。当時の癩患者は、法律や社会の偏見によって、生命の価値を一方的に定義され、いのちや未来まで国家によって制約されていたのだ。癩療養所の胎児は「生きることを許されざる者」であった。人間の都合、この世の不条理である。それがどんなことかわかるだろうか。

私は、老いながらえてなおいまを生きている。国家によって、生きる価値がないとされた者がなぜ無理して生きているかと問われれば、そこに抵抗があるからだ。親や世間から死んでしまえといわれたことに対する、一種の抵抗。生きたって何かがあるわけではないし、病気が完治するわけもない。けれども、生きているのは、生を否定された者が抱く、「殺されてたまるものか」と自分を肯定する本能ではないだろうか。

それならば、「誰かいうてやらにゃあかんやろ、そのいのちのことを」と、この自分が胎児としてビンに入れられた赤子らの仲間だと感ずることがある。こうして生きている意味は、胎児たちの代弁者であるともいえるのだ。一方は殺されて「胎児標本」になり、他方は老いを背負ってなお生きている。ときに、標本になった胎児が癩を生きてきた自分そのものであるように思えてならない。時間的な差はあるけれど、それ自体、私の似姿であり、いま、生きていることそのものが胎児の存在の証明である。

誰もが胎児であったはず

癩療養所では、堕胎された胎児をホルマリン、アルコール漬けにして標本を作っていた。古代エジプトにミイラの文化があるが、信仰において亡き人が黄泉《よみ》の世界でもなお生きることを信じ、遺体を保存しようとした。それに比べても、「胎児標本」の場合、何の意味があるのだろうか。

産むことを許されない療養所という場所で、胎児として生まれた者を親に知らせず、死の宣告と同時に無断で標本にしていた。そのつど、ねんごろに弔うことは、本来、人としての務めである。しかし、何らの想うことも考えることもなく、ただ標本としてビンの中に収めるということは、いったい何者の許可によって許しを得てそうしたのか。たとえ学術研究のためにそれが許可されたとしても、それなりの形跡があってしかるべきこと。ただたんに、標本としてあるということは、一種の見世物であるのと何ら変わりない。

自分らもみんな初めは胎児だったじゃないか。それをみている自分も胎児だった。そこへ視点をおいて考えたら、おのずからどうあるべきか答えが出てくるだろう。医学、哲学、宗教、教育そんな観点からではなく、自分らも胎児であったというその事実から考える必要がある。誰もが、おのれのその始まりを忘れてはならない。自分の始まりをどのようにとらえるか。すると、他人事ではなくなる。母親のおなかで育っている胎児。それが、ビンづめにされたことを自分の身の上におきかえてみると、胎児にいのちはあっても魂はないといえるだろうか。魂すら殺してしまうのは、人としての道を越えることになりはしないか。

したがって、それを知る癩を生きた者として、せっかく地球に生をうけながら生まれることも生きることも許されなかったいのちに、その果てしない悲しみに、涙するものである。

形のないものの願い

療養所で中絶を強いられた当事者と、そのかたわらで暮らす他の患者と、社会で生きる人たちとでは胎児に対する見方に違う面があって当然だと思う。経験した当事者、同じ療養所にいる患者、それに関心のある第三者がそろえば、三者三様の視点が浮き彫りになる。しかし、無関係者であるからといってほっておける問題ではない。

世間の常識に照らして、どうかこうかいうことではない。学問的には政治、宗教、社会、女性、倫理など種々雑多なテーマがあるだろう。しかし、これは心の問題である。われわれ庶民は、もっと素朴な疑問として療養所の胎児のいのちをとらえてもらいたい。いいかえると、学問や知識のない人が、最も大事な人間の基本的な問題に直接触れることが案外ある。そういう裸の視点に立っていないと大事なことがみえてこないし、一般的に押しなべてざっとものをいおうとすると何もできないのだ。社会で議論しているような「中絶」や「胎児」に対する問題ではなく、あくまでも癩病独自の問題として考える必要がある。

留意すべくは療養所の患者一万人のうち三分の一が女性であった。避妊、断種によって事前に統制することはできなかった。男と女をひとつの囲いに入れたら当然人間だから、くっつくだろう。複雑な関係が起こりうる。癩ということで二重にも三重にも抱えている抑圧があった。そして新しい息吹は、堕胎、死産、胎児・嬰児殺し、標本となっていく。

標本にされた胎児のいのちに対して、私たちはどうすればよいだろうか。いのちを悼《いた》む家族や親しい人がいたら、どう思うか。それぞれの心の問題として、塚を建ててねんごろに葬るなど、園でも形式的にはすでにしているが、そのなかでハンセン病療養所の入所者の着古したもので産着《うぶぎ》を作っている人たちがいる。

亡くなった子を偲《しの》んで産着を作ることは昔からあった風習ではないか。せめてその産着に包まれて眠ってくれという願いと祈りが込められたものである。それは、全国の入所者からの古着で作った産着から、一人一人の、生まれれば一つ一つの人生があったが、私たちの目に見えないその人生が、人間の魂として大きく育っていくのを想像することでもある。

形あるものを通して形のないものの願いを、産着を通して顕現するのが私たちにできることではないだろうか。

声を聞くこと

癩の歴史は消えていく。患者たちにとってはこの病《やま》いに苦しめられたがゆえに、この世でなかったものにしてほしいという気持ちがある。だから、自らが自分たちの足跡を消していったのだ。それは、もうたくさんだ、すべて忘れたい。ハンセン病そのものが嫌だから、なかったものにしてほしいという気持ちが働いて、自分たちの歴史を残すことは好まなかった。だから、この問題も、長い間、無言で隠し通してきたのである。

しかし、時代は変わった。それではいかんということに気がついて、資料館を作りだした。でも、いまさら資料などありゃしない。みんな、燃やしたりほかしたりしてきたのだから。百年もたって、こんなさびしいことはないけれど、気がつくのが遅すぎたのだ。「民族浄化」(光明園開園当時の園歌、四番、「永久の栄の　日の本の　民族浄化　大理想　胸に抱きて　進み行く」から)のために隔離、撲滅しようとした国策に対して、重要な資料が残っているわけがない。園当局は隔離の施設で起きたことを何も残さないようにしたし、患者ですら名前が出たら生きている血筋や親族に恨みをかうということで、残しているものは少ないのだ。

いうべきことをのこしてこの世を去ろうとしているいま、百年の間、いえなかったことをいいのこしておかねばならない。胎児にもいのちや想いがあれば、言葉にもならない、文字にもならないものがある。ホルマリンのビンの中であっても、彼らには彼らのしかるべき存在がある。胎児そのものを物としてみるべきか、そこに何かがあるとみてとるべきか。たとえば言葉なき言葉、いのちなきいのち。聞けるものとしたら、彼らのその声を聞くべきではないかと思う。

何もいわずに死んでいく人間はたくさんいる。「聞け、わだつみの声」という本がある。戦争で命を落とした若者たち。どんな思いで自らの命を爆弾にかかえて死んでいったかという姿はもちろんのこと、その心のありようを聞けという運動があった。われわれも、いま、失ってからもなお胎児の声を聞かなくてはならない。その聞けないことを聞く耳をもつ姿勢が大事である。心の耳で聞くこと。「おぎゃあ」という前にやられたらどうしようもない。「標本にされてみい。誰かそのために、ものいうたれや。本人、もしものがいえたら出してくれいうとるで」と受け止めるか。それは人それぞれだろう。「ああこれは物だから、廃棄物にしたらいい」という人もいる。

ただ、気持ちが動くのは、自分がそうなったらどうだろうか、その標本が自分であるならば、という視座から始まる。たいそうなことをいう気はないが、人なみにものいってやってほしい。「これも数に入れて下さい」と。ものの数ではなく、物理的にいって人間でないというなら、形のない人としてでも認識してもらいたいと思う。

園当局が「胎児標本」を放置していたということ自体、コレクションじゃあるまいし、ありえない無残な出来事である。それについてものいう人がいる、認識する人がいるということでも、お線香一本立てたような気持ちになるだろう。「おまえらのことも心配している者がいるよ」と、そのことだけでも療養所の内外で仲間意識が生まれる。

私たちには時間が限られている。形のないもの、そういう事実があったということを、これからももっと広く多くの人びとに知ってもらい、みなさんに語り継いでもらいたいと願っている。


あるチベットの山岳民族の話に、その人たちが自ら染めて織りあげた色とりどりの美しい布を棒にゆわえて山の崖の一画にいく本も立て、死者の弔いをするというのを読んだことがある。標高約四〇〇〇メートルの高地で暮らし放牧をして、山の尾根をつたってあちこちの土地を歩きわたる。もちろん、危険な旅もあるだろう。その旅人の道案内となっているのが、死者を弔う旗である。それが高いところで風になびいて、色とりどりに派手な色あいが泳いでいる。死者への尊い想いと祈りの象徴として、そういうものをいまに生きる人びとの道標や目印にしながら山間を行き来し、生活している。

人は生まれて、喜ばれ祝われ、死ぬときは悲しまれ惜しまれる。そして、私も八十五歳を越え、ハンセン病療養所の平均年齢を生きる日々、逝《い》く人に対してそのような弔いをしたいものである。もちろん胎児のいのちも同様だろう。

古着で縫われた胎児の産着が、私たちの終末の行くすえの道標であってほしいと切に願うものである。

木尾湾物語り

木尾湾というところ

長島はその名のとおり東西に長く、ヤマイモのごとく入り江の多い島である。地名を瀬戸内海播磨灘長島といい、木尾湾を境として西南部に光明園、東北部に愛生園、西は虫明《むしあけ》地区に近接し、南方海上十六キロに小豆島を望む。光明園は、台風水害で壊滅した外島保養院の代わりとして、一九三八年（昭和十三年）に長島に再建された、近畿二府十県の府県連合立の癩《らい》療養所である。

島の暮らしは、患者たちがそれまで自由にしていた外島の療養所と比べて窮屈であった。浜で遊んでも漁師に叱られたり、土手でヨモギを摘んでも守衛さんに追い返されたりする。もともと長島には、丘の窪みに水が湧き出る場所があり、小さな耕作地を作って人が住んでいたともいわれている。池田藩伊木家老の馬の放牧地であったという話もある。うっそうとした赤松とその緑が青い海に映えて、なんともいえない幽玄の美を湛《たた》えていた。

光明園の象徴的な風景といえば、長島の西端にあって島への入り口にもなっている入り江である。木尾湾といって、光明園の北方に位置する。ここは細長く入り組んでいて、向こう側へ突き抜けるくらい深く陸がえぐられている。湾の奥一帯は干潟だが、満潮時には西向こうにあるアシの雑木林や「藪池《やぶいけ》」という湿地地帯にまで水が入りこむこともあって、それほど潮の流れが行ったり来たりする。昔は、藪池のあたりまで入り江が連なっていたともいわれる。

開園当時、木尾湾に桟橋ができた。西側は職員用の桟橋、東側は患者用の桟橋として使い分けられていた。年数がたつにつれ入所者が多くなっていくと、患者桟橋に連なるように建物は増えていった。端から順に思い出してみたい。

まず、患者桟橋を降りてすぐあるのは、「面会所」と呼ばれる面会人宿泊所である。これは、患者の身内が来て患者と面会したり、あるいは宿泊することのできる木造の建物である。その次、山側にある、わりに大きく細長い建物が、少年少女舎の「双葉寮」で、当時の尋常小学校にあたる年齢の男女児童が住む寄宿舎のようなものである。木造平屋建ての九十四坪の広さに、十七畳半くらいの部屋が六室設けられていた。棟の先へ進むと、入り江の東角には、「光明学園」といって、病気の子どもたちの通う小学校がある。その西隣、入り江の真正面には「収容所」。新しい患者が連れてこられて最初に収容される場所で、その人たちを「収容患者」と呼ぶ。収容されるとき裸にされて検査を受け、風呂おけで全身消毒される。男室と女室があって真ん中に治療室がある。患者はここで初めて療養所というものの洗礼を受ける。

さらに西側には、妙な呼び名がついた病舎がある。みんな、ここを「隔離」と呼んでいた。なんの隔離かといえば、伝染する皮膚の病気を治療するという。約十五坪くらいの広さで、ベッド六つとベッド四つの二部屋に分けられ、隅には釜炊きの大きな五右衛門風呂が備えつけられていた。開園当時は食糧困難で栄養が取れず、衛生状態も悪いので、集団のなかでは感染がひろがる皮膚炎などにかかった患者が大勢いた。「疥癬《かいせん》」や、ノミ、シラミにたかられておきる炎症や、菌による皮膚病などである。ここはその患者たちが特別な治療を受ける場所であった。

一日一回、菌を熱い湯で殺し、薬を塗って、約二週間は隔離病舎で暮らす。と、たいそうなことをいっても、地獄のような熱湯の風呂に入り、上がったところに硫黄の臭いがするきつい薬を全身に塗って皮膚病を治すという、原始的なことをやっていた。その塗り薬のことをみんなは「ドタンケツ」と呼んでいた。「塗ったとたんに、くっさいケツの臭いがするから、どた〜ん！　ケツや」。それでドタンケツ。ほんとかどうかはわからないが、そう呼んだ。あつあつの湯に浸かって、ドタンケツを塗り、あとは浴衣をまとってポケーっと寝ているだけ。この隔離病舎に子どもたちもみな喜んで入りたがった。ここに入ると、その期間は学校もないし、園内奉仕や作業をしなくてもすむからだった。

私も十歳のころにそこへ入ったことがある。学校の勉強が嫌いで、私の方から「かゆくてしゃあない、入れてくれ」と医者に頼んだ。私は神戸の町育ちだから、ノミや蚊に刺されてもどうしたらよいかわからずにそのままほうっておいたのだ。薬もないので、腫れるわ、ただれるわ、どんどん痒みが広がって、身体じゅうプクプクしていた。何人かの仲間たちは、「おっ、隔離に行くか、入ったら当分勉強せんでいいぞ」といいあったりしていた。しかし、入室すると、熱い湯と臭い薬に辟易し、十日もしたら嫌になってしまう。「もっとおれ」という世話人に「お世話になりました。もう結構です」とひとこと言って逃げ帰ってしまう者もいた。自分の布団《ふとん》を持ちこむから、ドタンケツの臭いがしみこんで、部屋に帰っても、みんなに嫌がられたものだ。

本病（ハンセン病）によって世間から島に隔離されて、さらに療養所のなかでまた「隔離」という名の病舎がある。私からすれば、隔離の隔離、二重隔離だ。しかし、隔離された患者自身が、病室の名前を平気でそう呼んでいた時代があったのである。

隔離病舎の西端から直角に奥まったところ、山を削った崖下には「静養室」があった。広さは隔離病舎と同じくらいで、一メートル幅の廊下つきの部屋が三つに分かれている。北側に玄関があり、すぐに四畳半の付添い部屋、廊下づたいの隣には六畳くらいの個室が二つある。廊下側に出入り口の戸や窓はなく、かわりに四寸角の木の格子がはめられ、屋根の高いところに天窓があって、逃げられないように鉄の棒でできた格子がはまっている。みんなから「座敷牢」と呼ばれて、気味悪がられていた。出入り口は、人がやっと通れるほどのくぐり口が下方にあって、そこから、付添いさんが食事から排泄まで、例えば「おまる」の出し入れまで世話をして、付添いさんの用事が終わると、くぐり口にはごつい南京錠がかけられた。患者はその部屋で当分の間、養生する。

そこは「静養室」といっても名ばかりで、実は精神病の患者が入る病室である。建物の西側にある坂道を通る人びとが、ときおり、坂の下にある部屋から大声の意味不明の奇声を聞くことがあった。そこで養生する期間は長い人も短い人もいるが、だいたいの人は良くならなかった。たとえ良くなったといって自分の部屋に帰っても、「あいつ、ちょっとおかしいで」と烙印を押され、なにかと噂される。また、それでおかしくなるということの繰り返しである。

その「静養室」の前と「隔離」との間を通って表通りに出ると、すでに木尾湾の奥まったところになる。海を背にした南の方角である。そこでは、上へ登る坂道と、木尾湾をぐるりと回る道（自動車は通れないような細い道）がぶつかっており、その三叉路のところに、白い杭が立っていた。「これより先、無菌地帯。患者立ち入るべからず」としっかりと黒い文字で書かれた板が打ちつけてある。

患者たちは通るたびに立ち止まって、いまいましくそれを見ていた。この杭の先方、陸地に近いところには官舎や職員用桟橋があり、患者たちがその地域へ入るのを禁じるものだった。隣の愛生園にも、同じ杭が立っていたが、ある日腹を立てた患者が、それを引っこ抜いて杭を職員地帯に新たに立てたという。そこには「これより先、汚染地帯。職員立ち入るべからず」と書いてあったそうだ。この道を進駐軍の将校が闊歩してくるのを見かけることがあったので、戦争がすんでもしばらくは杭が立っていたと記憶している。

続けて湾沿いの細い道をぐるりと回ると木尾湾のもう一つの端、西角に出る。そこで道は再び三つに分かれる。湾に沿って行くと職員桟橋がある。真ん中の道を行くと官舎地帯へ出る。少し山側にそれた木の間の暗い道を行くと小さな番小屋があり、それが「守衛所」で、患者にとっては関所のようなやっかいな場所であった。そこからコンクリートの長い階段が始まる。その階段は、南の藪池と北の桟橋の両方から上ってくるようになっている。その合流した地点からさらに坂の階段は続き「事務本館」へと通じる。上の方には、当時としては珍しい木造二階建ての巨大な建物が建っていて、患者たちはそれを「本館」と呼んでいた。船で来た出勤者は桟橋から階段を上り、官舎地帯の職員宿舎に住む人たちは北側の階段から上ってくる。「本館」で出勤簿に判を押し、土手のような道をさらに進むと、病棟、汽缶場、電気部、炊事場、重病棟、病室、不自由者棟、患者の居住区に入る。こうして医者、看護婦、他の職員たちはみないっせいにそれぞれの職場へ出勤するのであった。

話は戻って、島の北の先方に目をやると、もう陸（本州）が近くなり、このあたりを土地の人は

「白根《しらね》」と呼んだ。そこにコンクリート作りの赤い瓦屋根の妙な建物が建っていた。ここが患者から最も恐れられている「監房」である。「監房」に入るときは、外島時代からの風習かどうかは知らないが、自分の布団と枕を筒巻きにして縄でゆわえ、背にかついで持っていった。患者桟橋まで自力で降りると、そこからポンポン船に乗って「監房」の下の海で降ろされる。つづら折りの道を歩いて上るのだが、ここは「まむし谷」と呼ばれるところで、よく毒蛇が出る。みんな嫌がって通らないこの道を布団かついで歩いていくと、「監房」の横に瓦葺きのバス停ほどの番小屋が見える。戦時中に患者夫婦が住みこみで働いていたところである。

その白根の淵をたどってゆくと海の向こうの前方は塩谷《しおや》で、島外に設けられた光明園の車庫があり、桟橋が見えてくる。昔はここに塩田があったという。そのまま陸を見ながら島の西方に進み、細い鼻面《はなづら》をなでるようにつたっていくと、「向瀬《むかいせ》」または「瀬溝《せみぞ》」と呼ばれる場所に出る。「瀬溝」は、またいだら向こう岸に届きそうなほど、とはいっても幅二十メートルくらいの小さな海峡である。「瀬」という名のとおり潮の流れが速くて船を漕ぐのが難しく、そこを漕ぎわたればもう一人前の船漕ぎといわれるくらいである。

瀬溝海峡には、陸地の虫明と長島を渡り、光明園と愛生園に通ずる水道管が通っていて、これがいわゆる「逃走」のシンボルである。ここは潮が引くと首ぐらいにまでしか水がこないので、まったく泳げない者でも、覚悟があれば、夜半の干潮時、洗濯たらいに荷物を入れ、それを引っ張りながら水道管の上をつたい歩いて、たいがい渡ることができた。けれど、園では不明者が出ると、「患者がひとり逃走したから、見つけしだい保護してくれ」と係が警察署に電話を入れるので、さっそく警察が向こう岸で待機していて、陸に上ったとたんに捕まることもある。

実行する部屋の方でも、寮で暮らす一人がそういうことをやらかしたら、寮長さんは「だれだれさんが、おりません」と、分官（今の福祉室）に届け出なくてはならない規則になっていた。しかし、そこは「魚心あれば、水心」。周りの者はその逃走計画を知っていてもなかなか言わない。こっそりと夜中に海を渡ったら、昼ごろまではみな知らん顔している。昼ごはんの時間を待って、食べ終えてから、のこのこと分官に出かけていって、「だれだれが昼ごはんになっても帰ってきません」と、捜索願を届け出る。もうその時分には、逃げた者は汽車に乗って大阪へと向かっているわけである。

そんなイタチごっこで、だいぶ武勇伝もあったけれども、なかには悲しい話で、渡りきれずに、潮に流され溺れて亡くなった人もいたという。また、ここでは入水《じゅすい》する者もあり、不明を知った翌朝には、「どざえもん」となって潮に流され木尾湾の浜へ打ち上げられることもあった。すると、園は見せしめのために、ご遺体のうえに莚《むしろ》をかけて、桟橋のそばにしばらく放置した。その光景は、毎日浜で遊ぶ双葉寮の子どもたちの目に、どれほどの恐怖に映っていたか知れない。

瀬溝には「瀬溝の渡し」というのがあり、陸路からそこまでバスや車でやってきて、園の手漕ぎ船で渡る。いわゆる通勤のラッシュ時には、五分おきくらいに船が動いて、島に着くとそこからてくてくと「本館」まで歩き、出勤簿に判を押す職員たちがいた。しかし、船にはたくさんは乗れないため、使えるのは遠方の人に限られていたようである。当時、今でいう職員宿舎に泊まっていた人もだいぶいたが、雨の日も風の日も、外から島へ毎日通ってくる人たちには、船で瀬溝を渡るほかに手段がなかったため、そういう苦労があったらしい。

しんちゃんのラッパ

少年少女舎「双葉寮」には、常時三、四十人の子どもたちが暮らしていた。平屋の建物は、十七畳半の部屋が六室、食堂、娯楽室、炊事場が連なり、幅一メートルの長い廊下が端から端まで通っていた。

一九四一年十二月八日、突然、全舎の長い廊下を響きわたるように園内放送が流れた。当時はまだ放送設備が整っていないため、よほど大きな出来事でないかぎり、各寮に備えつけられたスピーカーが使用されることはない。その日は、めったに鳴らないはずのスピーカーから、ザー、ザーと音が漏れだした。「本日未明、帝国陸海軍は太平洋上南西方面において、米英両国と戦争状態に入れり」と雑音交じりの鈍い声で、戦争勃発を繰り返し告げるのだった。

のどかな昼下がり、双葉寮の養育係の寮母、寮父さんが母屋の表の花壇にアネモネの種やチューリップの球根を植える姿があり、平和なひとときであった。しかし、このスピーカーからも知らせが流れ、耳を傾けた子どもたちは、「いよいよ戦争や」とみんな目を丸くして驚いた。以前からそういう噂は出ていたけれど、じっさい戦争になったという大本営の発表を聞いたので、子どもたちは浮足だって長い廊下を走り回り、「戦争や、戦争や」と歓声をあげ騒ぎたてた。私はまだ十歳くらいのハナタレ小僧。入園したばかりで環境にも慣れず、興奮して騒ぎたてる周りを見て、何事が起ったのかと、ただ大きい子の後ろを面白がってついて走って回っていた。

その当時、支那事変（日中戦争）が長引き、戦時体制が続行中だったためか、療養所といえども緊張感がみなぎり、園のありさまも戦争に染まっていた。園の若者たちは、青年団、消防団に入っており、いでたちといえば、戦闘帽をかぶり地下足袋《じかたび》をはきゲートルを巻いて、奨励されていた勤労奉仕や農作業に駆り出されて、道路の補修などに精を出していたものである。そんなおりもおりだから、子どもといえども例外というわけにはいかない。

あくる日、子どもたちは、木尾湾の海岸に沿って建っている寮の前の道から、すぐ近くの学校を横目に見て通りすぎ、その先にある細長い空き地に集められた。大きい順に整列した子どもたちを前に、養育係の寮兄、山瀬兄さんは、「いま日本も戦争に入ったから、お前たちも銃後の小国民の一人として、それぞれこの戦争のために、天皇陛下のためにできることをしなくてはならない」という意味のことを、こんこんと訓示し、さっそく、作ってあった（もともとはこいのぼりを建てる杭であったのだが）国旗掲揚塔に国旗を揚げてそろって一礼をした。それから一列縦隊に整列し、女の子十人、男の子三十人、総勢四十人ほどが、端から番号を連呼する。ときに間違えると、「もとい」と戻され、はじめからやりなおさせられるのだった。それが終わると、一列になって山瀬兄さんに連れられ、ゲタばき姿で、カランコロンと音を鳴らしながら坂の上の光明神社へ向かった。そこで日本の戦勝を願うお参りをする。「皇居の礼拝」である。みんなで日本の兵隊さんの武運長久《ぶうんちょうきゅう》を祈ると、またもとの坂道を下って寮に帰り、やっと朝食の時間になった。それが十二月九日、朝の出来事である。

こういう時勢にもれず、園も患者事務所も急激に戦時体制に進んでいった。国民の生活も不自由になった。すでに米穀通帳が発行され、生活物資の自由購買が禁じられ、お米も配給制度に変わっていた。療養所はもともと島に収容されると「官給品」で生活することになっているので、配給制は変わらずであったが、物資がだんだん少なくなって、それすらも滞りがちになっていた。いろんなことが統制のなかで仕切られ、子どもたちの生活も例外でなく、いわゆる小国民として気合をいれられた。学校では、先生がえんえんと、戦争の意義とか、日本は神国であるということや、鬼畜米英に対する姿勢として絶対に負けずに敵をやっつけるという意気ごみを子どもたちに説いた。だが、そんな状況は高学年には理解できても、低学年の子らは何のことかさっぱりわからず、まだ入園して一年もたたない私などは、教えられるまま、天皇にささげる忠誠心の文言を、おうむ返しのように唱えるばかりであった。

園内では、男は戦闘帽に国民服を身につけ、婦人はモンペをはき割烹着《かっぽうぎ》をつけるなど質素ないでたちで、勤労奉仕という無償の労働に駆りだされる行事がしだいに多くなり、緊張する暑い夏がやってきた。青年団や消防団が勤労奉仕のためでかけるときには、先頭で行進ラッパを吹き鳴らし、隊列を組んで軍隊のように歩調をとって行進する。ピカピカの真鍮色に光る赤い房のついたラッパを空に向けて掲げると、高だかと音が鳴り、それを合図にいっせいに進みはじめる行列を、子どもたちは道の端に並び喜んで眺めたものである。

夏もすぎたころのことである。日本は真珠湾攻撃をしかけ、他国の南方方面に攻めいると、連戦連勝の勢いであった。子どもたちが集まっていると、「ラッパ、ラッパ」と誰かが騒ぎだし、ピカピカで赤い房のついたラッパを持ったしんちゃんがニコニコして現れた。「それ、どうしたんや」と彼を囲んでみんなワイワイ始めると、「吹いてみないかといわれたんや」。当時、園には楽団があって、十二歳のしんちゃんはまだ楽団員になれないのだが、ラッパの上手な兄やんに誘われたと得意げに話すのだった。

何日かたった日の朝、いちばん端にある洗面所のあたりから突然、猛烈な音が鳴りだした。「起きろよ、起きろよ、みんな起きろ、起きないと隊長さんに叱られる」。なんと軍隊の起床ラッパの節《ふし》が鳴ったのである。これが、双葉寮の幅一メートルの長い廊下をずうっと伝わって、閉めていた雨戸や窓ガラス、障子にまでビリビリ反響したのだから、迷惑きわまりない。ぐっすり寝ていた子どもたちはびっくり仰天していっせいに目を開け、何事が起きたのかと廊下に飛び出す者もいた。

それはしんちゃんのラッパであった。どこの誰にラッパを習ってきたのか知らないが、長い廊下の端に立って起床ラッパを吹きだしたので音は筒抜けである。これはもう寝ているわけにもいかないので、みな飛び起きてしまい、目をこすりこすり、「あのなあ、しんちゃん、それだけはやめてくれや」とみんなで頼んだが、「これは山瀬兄さんの言いつけだよ」という。しんちゃんが再び、「起きろよ、起きろよ、みんな起きろ、起きないと隊長さんに叱られる」と吹き終わり、やれやれと思ったところ、こんどは山瀬兄さんが現れて、廊下のカーテンをシャーシャーと引き、まだ布団《ふとん》に入っている子どもを無理やり起こすのだった。

小さい子どもたちは、ねぼけまなこでかゆい頭をかくと白いシラミがぱらぱらと落ちてくるし、シーツにはノミがピョンピョン飛ぶし、うるさいラッパの音で気が変になりそうなありさまで、泣きべそをかく子もいる。そこに例によって、兄さんがカーテンを引いて「起きろ、起きろ、起きろ」と布団を剝いだものなら、絶体絶命である。かゆいし眠たいし腹はすくし、ノミとシラミとの闘いどころの騒ぎではない。シーツにはノミが黒く点々と飛び跳ねるが、ノミ取り器なるものでさっと散らし、布団を指定の押し入れにかたづける。それからその日の当番に従って部屋、廊下、玄関、外回りを掃除する者など、それぞれの役回りを終えると、教室を背にして中庭に整列した。いつもの号令がかけられ、番号をいって間違えると、元に戻ってやりなおさせられる。その日は、ラッパのせいか、なかなかスムーズにいかず、三回「もとい！」を繰り返された。しんちゃんはというと、得意げにラッパを持ち、山瀬兄さんの隣に立っているではないか。

まったくの不意打ちを食らったみんなは、小さい子どもたちにかぎらず、高学年の者たちも、それだけはやめてほしいという相談をした。ところが、晩の食事のときに、山瀬兄さんから、「明日から、しんちゃんが起床ラッパを吹くから、そのつもりで。寝すごしたらいかんぞ。当番の者はちゃんと当番せい」ときついことを言われて、みんなたまげてしまった。

もとより、六時には起床し、身の周りの整理整頓、朝ご飯の前に掃除をすませることが規則なので、山瀬兄さんが起こしにくるのは習慣だった。「起床！」と廊下のカーテンを引いて、大きな声でたたき起こされるのはわかっていても、たとえ一分でも寝ていたいから、ぐずぐずとして布団に隠れている。ところが、しんちゃんのラッパの音の凄まじいことといったら……。

翌朝、まだ暗いうち、しんちゃんのラッパが廊下に鳴り響いた。間違えることもなくみごとに吹き鳴らす起床ラッパに、みんなは眠い目をこすり、ぶつぶつ文句をいいながら、山瀬兄さんが下した軍事体制下の命令に、「さあ、起きねばならない」と、しかたなくいっせいに布団から這い出すのであった。

そんな朝を繰り返し、園もますます戦時色一色になり、青年団、消防団、婦人会同様、子どもたちにも少年団が結成され、行事があるときなど、旗を掲げて各団の行進が行われた。そんなとき、しんちゃんは子どもたちの先頭に立って、行進ラッパを得意げに上手に吹くのであった。

秋が来て、冬が来て、春になったころ、気がつくと双葉寮からしんちゃんのラッパは聞こえなくなってしまった。しんちゃんは歳が上になり、大人舎に移っていったのだった。その後、戦争は続いたが、やがて終戦日を迎え、戦争という厳しい時代をすごした少年少女たちの心には、消えたしんちゃんのラッパの音がひとつの思い出となって残った。

ベッドの泣き笑い

私が結核の再発で入院したときの話である。それは一九五五年の夏、新しくできた邑久《おく》定時制高校の入学試験のさいちゅうであった。そのころ私は、受験勉強で無理がたたったのか、喀血《かっけつ》を繰り返し、血痰《けったん》で悩まされていた。入試発表のときには、ついに健康不良で不合格との通知を受けた。そのうえ病気療養をしたほうがよいという結論が下され、がっくりした。レントゲン写真から、右の胸に二つ、左の胸に一つ、あわせて三つの十円銅貨大の空洞が見つかったのである。他の検査からも陽性反応が出ており、病状はまさしく真性の結核であった。文字どおり満身創痍である。私はただちに入院することとなった。入室したのは結核病棟の四号室。そのときの体重は四十三キロ。なんとか身体を支えて歩き、やっとの思いで窓ぎわのベッドに身を横たえたのであった。

結核病棟には、中央廊下に沿って便所があり、大、小便の便器が並んだ奥、その一段低いところに汚物処理場があった。その棚には「ハンチング帽子」(差しこみ便器)、「潜水艦」(尿瓶《しびん》)、「痰《たん》ツボ」がいくつか並んで置いてあった。

私の病室は東西に細長い建物の東端にある。部屋には、廊下側の入り口から入ると左右四つずつ、ぜんぶで八つのベッドが並んでいた。それぞれのベッドの頭側には枕頭台《ちんとうだい》(ソバ屋の出前の箱のような慳貪箱《けんどんばこ》)が備えられており、その左右のそでには小さな棚があって、ベッドで横たわったまま手が届くようにしつらえてある。患者さんによっては、左右どちらかに痰ツボを置き、もう一方に塩水を入れた薬ビンを置く。喀血したとき急いで塩水を飲んで胃に流しこまないと、血液がのどで凝結して気道を塞いでしまうおそれがあるのだ。窒息しないための病人の知恵である。

痰ツボは、周りがステンレス製の円柱で、中にはガラスビンが入っていた。外目では直径十センチ、高さ二十センチくらいの大きさであった。ふたがついており、ベロのような小さなしかけを親指で押すとパカッと口が開く。患者たちはセキをするたびにそこへ痰を吐いた。痰ツボは、患者作業の付添い人によって毎朝すべて回収されると、蒸気消毒器の中にあるドラム缶の網かごに入れられ、強力な蒸気で煮沸される。しばらくおいて熱がさめると汚物処理場に運び、再度清潔に洗いなおしてから、少量の消毒薬をビンに入れ、それぞれ元の場所に戻された。

あるとき一人が大喀血をした。洗面器を抱えてそれがいっぱいになるほどの血を吐いた。周りの者は急いで看護婦を呼んだ。ところが、病室にやってきたのは、光明園に来てまだ間もない新米の看護婦であったので、洗面器の血を見るなり顔色を変え「ああっ」と目を伏せると、驚きのあまり助けを求めて詰所《つめしょ》へ駆け戻ってしまった。あわてたのは仲間の病人たちで、すぐさま「塩水、塩水」と叫んで喀血した本人に飲ませてやった。同室の病人仲間がベッドに集まってきて、口中を洗浄させてからも、体をさすったり、姿勢を変えさせたり、彼を懸命に看病したのである。しばらくして少し病人が落ち着いたころになると、やっと二、三人の看護婦がやってきた。すでに病人は横になって休んでおり、仲間の看病によって大事には至らなかったものの、医療者が患者を「患者様」と呼ぶようになった今日では考えられないようなことである。

当時は、「患者作業」として、患者たち自身が病人看護や介護を引き受けていた。いまでいう「介護員」を「補導員」と呼び、結核病棟にも数人の補導員が常勤してはいたが、それはたてまえで、看護婦も介護員も、注射や投薬、配膳、下膳など限られた仕事しかしなかったのである。暇な時間は、病棟を飛び回る虫を「不衛生だ」といってハエたたきを手にウロウロしていることも多く、病人たちは看護婦や補導員たちのことをこっそり「ハエたたき」と呼んでいた。

なかには口の悪い患者がいて、些細なことで看護婦と口論になることがあった。その日も大舌戦が始まった。馬鹿とか、阿呆とか、ろくでなしにどさくれとか、互いに悪口の限りを尽くすうち、相手の息の根を制すべく、患者は力んで大声を発した。「この月給泥棒め」。この一撃をくらったその若い看護婦は涼しい顔でいい返した。「この飯泥棒め」。思いがけぬ反撃に受け返す言葉もなく、患者は泡を飲んでただうなるだけである。それでも次の日には、何事もなかったかのように病棟生活を続けねばならなかった時代である。

もちろん、看護婦も補導員も、便所、汚物処理場などには「不潔だから」といって近よらず、清掃などはもってのほか、下便や痰ツボの始末、消毒もすべて、しかたなしに患者付添いがしていたのが実情であった。

結核病棟は一部屋に八つのベッドで、一号室から四号室まである。いつも満室で、三十二名の結核患者がいた。平均年齢二十から三十代で若い者が多く、安静にして少し病状が良くなると、しだいに身体をもてあまし、どうやって一日をすごすか思案に暮れた。そして退屈しのぎにさまざまな遊びをひねりだしたものである。

いっしょに闘病していた仲間に、源五郎というあだ名の人気者がいた。かかとのつぶれたズックをつっかけて、陽気に後ろ手をしてぶらぶら歩く姿は、確かに水中で泳ぎまわるゲンゴロウに似ている。彼は自分の年もわからず、学校にはいってないという。ときどき、一人一人のベッドを泳ぎ回るようにして、「どうかね」と園長の口真似をして皆を笑わせていた。梅雨のある日、一人が喀血しながら死んだ。雨が降り続いてみんな退屈していると、だれかが葬式ごっこを始めた。源五郎は手のひらにからの湯呑を乗せ、箸で叩きながら「あほだら経」を大声で唱えながらあちこち歩き回っていた。そして、自分のベッドにかえってみると、「故　源五郎親分の墓」と墨で書いた紙きれが貼られてあって、何も知らずキョトンとしている彼を見て、病人たちは大笑いしたものだった。

昭和三十年代は力道山が登場し、プロレス全盛のころである。まずベッドを二つ空けさせて、互いをくっつけて正方形のリングをこしらえる。それでプロレスごっこをしようというのだ。ワイワイとヤジを飛ばしながら取っ組みあいをしているうちに、他の室からも病人たちが集まってきてさかんに応援が始まり、しだいに騒ぎは大きくなった。それを聞きつけた看護婦が病室にやってきて、ハエたたきを振り回しながら「すぐやめるように」と注意する。看護婦に小言《こごと》をいわれながら、しばしの運動まがいで身体を動かした病人たちは、やっと疲れたのか、それぞれのベッドにもぐりこむと、あきらめて寝た。

遊びはそれだけでない。病棟にはテレビもなく、しじゅう安静を強いられ、読書も禁じられている。しかし、私物のラジオをこっそり持ちこんで聞く者もおり、誰とはなしに、テレビやラジオ番組の話題があがる。当時、放送番組では「今週の歌謡ベストテン」が流行《はや》っていた。その番組にならい、病棟でも「今週の看護婦さんベストテン」をしようと話がまとまった。ベストテンを選ぶため、どの看護婦さんが最も良いか一票投じるように、投票箱と紙を用意し、病棟じゅう回覧して人気投票をやる。その結果、第一位から順番に看護婦の名前を半紙に筆で書き並べ、こともあろうに病室の壁に大きく張り出して喜んだ。病人たちは拍手喝采で、「ああでもない。こうでもない」と話に花が咲き、千客万来というところ。

ところが、それを見た看護婦たちは悲喜こもごも。さっそく看護婦長がやってきて、「そこに名前を書かれる看護婦さんはよいけれど、そうでない者は泣いていますよ」。うだうだと説教を始めた。「だから、こういう遊びはやめて下さい」と、注意し終わるかいなかのうちに、片手に持った「ハエたたき」の先を使って、名前が書かれたベストテンの半紙をもののみごとにはがしてしまったのである。

ちなみに、看護婦さん人気ベストテンの基準は、患者に優しいこと、べっぴんさんであること、注射がうまいこと。むろん、ハエたたきを持って病室をただうろつく婦長などは、その限りではない……と、後ろで舌を出す。こうしてみんなの笑いをとって、ともかく一日をやりすごすのだった。

また、まさかのようなホントの話で、しばしばこんなこともあった。

病室の枕頭台の右上には、白く塗りつぶした直径十センチほどの丸いブリキ板がぶら下がっている。札には黒のペンキで病人それぞれの安静度が書かれていた。安静度は1から始まり5まであるが、1より悪い絶対安静を0といい、その場合は札さえもぶら下げてもらえない。0から3まではベッド上安静、歩くことができるのはベッドの周りのみ、身体は清拭《せいしき》（体をふくこと）してもらう。４になると入浴が可能で屋内散歩もよし。５はいよいよ退院間近であり屋外散歩ができるので、医師の許可をもらってから、恩賜会館のテレビを観に出かけたり、礼拝堂で催される慰問や映画会に足を運ぶ者もいた。

ところが、退屈している病人のなかにはそれに便乗して無許可のまま結核病棟を抜けだす者もおり、看護婦が気づき不在が発覚したときには、医局は大騒ぎとなった。どこへ行ったか、補導員はうろうろと病人を探しまわるが、たいがい、まだ始まっていない映画やテレビの前に陣どって、のんきに座りこんでいる。ほどなく場内放送で不在患者の名前が呼ばれ、「ただちに病室へお帰り下さい」と婦長の強い声が流れる。あきらめて、本人はさも何事もなかったかのようにおとなしくベッドへ戻るのが常であった。

青春のまっただなか、私自身も病を負うだけでなく、学業の断念や失恋の痛手をいっぺんに抱えていた。「面会謝絶」「安静度０」。まるで一人取り残されたかのように、暗い結核病棟のなかで病気の快復を待つ。「もう少し、明日は何かいいことがあるだろうか」と、それだけを願って、来る日もくる日も天井を見つめて暮らしていた。それでも、同じ年代の病人どうしが寄りあうと話に夢中になって、「病気がよくなったら何をするか」と、どこでも自由に歩いている自分の姿を想像し、励みにしたものである。

九反田　金潤任オンニの思い出

戦後のなごりのなか、療養所の食糧事情はだいぶ改善しかかっていたが、まだ十分ではなく、当時の米の配給は空腹を満たすほどではなかった。育ちざかりの子どもや青少年たちは腹をすかせ、病者の栄養面でも問題があった。園内作業では、個人の畑や農園でイモ、野菜を収穫していたが、米の補給もしようということになり、光明園でも、もともと愛生園の土地だったところを譲り受けて、米作りが始まったのである。

光明園から愛生園へ通じる道は、いまでこそ約三キロの島内道路が整備されているが、当時はやぶにおおわれた細い山道しかなかった。愛生園へ行く途中の谷間が、「九反田《くたんだ》」という田んぼのあった地帯である。光明園から出発し、木尾農園の東の高台から坂を下りきった左手に火葬場があった。右手の海岸には「二つ岩」、それを通り越してしばらく行くと、その先の谷あいが「九反田」で、半島のように海に突き出てこんもりしているところが「小丸《こまる》」である。

じっさいに九反の田んぼがあったかどうかは知らないが、昭和三十年代、この地帯ではかなり広い段々の棚田が耕されていた。患者作業のひとつとして、一年契約で九反田に住みこんで稲作をするという、一種の請負作業である。農園には管理小屋があって夫婦水入らずですごせ、雑居部屋に住まなくてもよい。現地の特別配給米もあるし、畑の農作物も口にすることができ、そのうえ歩合金がもらえるという魅力もあった。しかし一年とはいえ、植えつけから刈取り、収穫まで、夫婦でその棚田を耕作するというのはかなりたいへんな苦労だ。それでも、私の「籍元《せきもと》」である在日韓国人の許在文さんと金潤任さん夫婦は、もうけがあって期限つきならばと喜んで引き受けたのであった。

一九五五年、全国のハンセン病患者を対象として、愛生園に岡山県立邑《お》久《く》高等学校定時制が創立した。これは二八《にっぱち》闘争、昭和二十八年（一九五三年）における患者の改善待遇運動の成果のひとつとして勝ちとったものである。私はこの高校受験に挑み、健康診断で結核とわかり、不合格になったころの話である。私は結核の再発で二年間病んでようやく快復し、病棟から自分の部屋に戻ったばかりであった。たいていは部屋にこもって本を読んだり、ときおり魚釣りなどをして、養生しながら一日をすごした。受験は失敗するわ、失恋はするわ、そのうえ結核病棟に入って血を吐く思いをするわ、ふんだりけったりの、さんざんな青春期である。身体が少しずつ良くなってくると、「おもしろくないなあ、同じ年ごろの連中は、みな愛生園の高校に通って懸命に勉強しているのに」となげき、「社会復帰します」と挨拶にくる友人がいると、「なぜ自分だけが出られないのか」と半分やけくそになっていた。一人取り残されたような気がして、逆恨みして周りから遠ざかってすごしていた。

もう夢も希望もあきらめてぼんやり一年暮らそうと覚悟を決めたときは、すでに晩秋を迎えていた。在文のおやじが突然私を訪ねてきて、「龍、おまえ何してんねん」と聞かれた。何もしてないと答えると、「ちょっと、九反田に来い」と言う。私は住んでいた紅葉寮からテクテクと山道を歩き、小一時間かかって九反田にたどり着いた。在文のおやじが何かご馳走でもしてくれるのかと思ったら、いきなり「手伝え」と言う。何をするのかたずねると、「雀を追え」と言うのだった。「え～、だいの男が雀追い？」何をさせるつもりかと聞くと、「ひもをひっぱったらいいんや」。「えっ……」。言葉もなかった。

田んぼは小山に挟まれて細長く、海辺に向かい段々と広がっている。小丸側の高台まで登っていくと、そこから眼下に棚田が見える。田んぼの中ほどには、三本の縄が向こうの畦《あぜ》まで張ってある。それは「鳴子《なるこ》」または「雀脅し」といって、縄一本に板と空き缶が五、六個ずつつるしてあり、縄をひっぱると空き缶が板に当たってカランカランと鳴りだす。それで雀が驚いて逃げるという仕掛けだった。刈入れの時期、稲が実ると雀の大群がわあっと集まってくる。農薬などない時代だから、米は雀の格好のエサだった。

いわれるままに、ころあいをみて、せいいっぱい縄を引くと、「カンカラカンカ～ン」と、広い谷間に音が鳴りわたる。初めはおもしろくてやっていたが、何度か繰り返すうちに、だんだん情けなくなってきた。男として、ほかにすることがないのか。それでも、雀追いも立派な仕事だ、と言い聞かせて、力任せに縄を引く。缶やらビンやらの音が止むと、雀がまたザアっとやってくる。音がすると逃げていく、静かになると寄ってくる。それを一日じゅう無心に繰り返す。麦わら帽をかぶり、穴のあいたズックをはき、病み上がりでやせ四十数キロしかない体で、せいいっぱい、雀が来るたびに縄をひっぱる。それが私の仕事だった。ちょっと前に読んだ森鷗外の『山椒大夫』の情景が目に浮かぶ。母親が、「安寿恋しや、ほうやれほ。厨子王恋しや、ほうやれほ」と、雀追いをしている。こんな調子だったのかなあ、と思いながら私も縄を引くのだった。

そのうち夕方になると、カラスはカァカァと巣に帰り、雀も寝床へ向かいパアッと群れになっていなくなった。「やれやれ、これで今日の仕事が終わった」と、ほっとすると同時に、「こんなことをしていて、いいのかなあ」と思う。「何をするために生まれてきたんだろう。まさか、缶カラ鳴らすためじゃなかろうに、我が青春は雀追いか」と沈み込む。そう思いながら暮れなずむ田んぼの畦に座ってぼけーっとしていると、「龍、おい、晩めしやぞ」と、潤任オンニ（姉さん）が呼びにくるのだった。それで、近くの立ち木に縄の端っこを結わえつけると、オンニ夫婦が泊っている小屋へ向かった。

小屋は棚田の上にあった。そこでは竹の樋《とい》で山から湧水を引いて、炊事や洗い物に使っていた。バラック造りではあるけれど、トタン屋根でガラス戸もある四畳半畳敷きの家であった。広い土間があって、そこには一匹の犬がいた。ハスキー犬との雑種で、目の上に白い眉毛のある「リキ」という中型犬である。賢い奴で、オンニの命令しか聞かなかった。私を小馬鹿にして、「仕事もできんくせに、でかいツラするな」と言わんばかりに、ふんと横向いて近よってもこない。リキは、蛇と戦って鼻っツラをかまれ、相手がマムシだったので、急いで医局に運んで人間用の血清を打ってもらい、命拾いしたことがあった。それほどオンニがかわいがっている、第一の子分である。そのリキが、ちょこなんと土間に座って、第二の子分を見下すかのように、こちらを見ていた。

外で日がな一日、雀追いをして、久しぶりに仕事したので、身体は重いし、気持ちも沈んでいたところであった。裸電球の明かりのついた部屋の中に入ると、火鉢もあるし、鍋もコトコト美味しそうな音をたてている。やれやれと、もう夢中でご飯によばれて、温かい気持ちになった。そのうち、秋の日はつるべ落としで、見る間に日が暮れてきた。鍋もの、大根の煮つけ、キムチ、ナムルなど、オンニの得意な朝鮮料理を腹いっぱい食べて、「ああ、やれやれ、これで助かった。今晩はここで宿をとって明日帰ろうかな。ゆっくりここにいさせてもらおう」と、ウトウトしたところだった。「おいっ龍」とおやじが言う。「もう時間やから帰れ」。さあ、私はそう言われるとは思ってもみなかったので、「こんな暗くなるまで仕事させて、それでこんな真っ暗なところへ、細い道をどないして帰るんや。そりゃ殺生《せっしょう》な話や」としばらく黙っていた。「帰りぃ、男やろ」と今度はオンニが声をかけた。「そうよ」と一言答えると、「自分のとこへ帰りぃ。ここはお前が寝るようなとことと違うよ」とオンニに繰り返し言われ、私は首を縦に振るしかなかった。

腹がふくれたのも、一杯飲ましてもらった酔いもすっかり醒めてしまい、破れたズックをはいて、帰ることにした。もう夜の十時を回っていた。表へ出たら闇夜で、何も見えない。聞こえるのは音だけである。左の向こうから海の音が、右の方から稲穂のすれる音がザアっと聞こえてくる。ザブーン、ザザア、ザブーン、ザザアと、真っ暗いなかでは、それがまた物悲しくいっそう不気味に感じられるのであった。

田んぼに沿って、リヤカー一台通れるほどの畦道があり、闇のなか、音だけを頼りに見当つけて歩いていく。左手は小丸の段々畑で、右手には棚田が迫っている。どちらへ転んでも大変なことになる。左手で土手を探りながら、しばらく行ってそれを過ぎるころには海岸線の田んぼの端に出る。ここには潮止めの深い溝があり、こんどはそれに沿って右に曲がるのだが、どのあたりで曲がったらいいかわからない。溝に落ちたら一人で這い上がることもできないと、全神経を集めてやっと折れて先へ進むと、その一画にある雑木林に突き当たった。ザワザワザァー、ザワザワザァーと雑木林を吹きぬける風の音が、向から先の道案内となって、なんとか光明園に通ずる本道に戻ることができた。

これからが、また難所である。右手は土手に塞がれ、左手には海が迫ってくる。闇のなかの闇を探り探って進むと、やがて手に触れていた土がごつごつとした崖になり、ふっと切れると、そこが火葬場の入り口である。「ああ、やっと火葬場まで来たな」。息つくのも束の間、ふっと昔の伝え話が頭をかすめた。

この病気の症状である神経痛は、耐えられないほど激しい痛みを伴う。当時、薬や注射、痛み止めなどが効かないとモルヒネを打って中毒者が出るほどであった。それで、話によると、火葬場へ行って残骨を拾い、砕いて粉にして飲んだら痛みによく効くというので、本当にそうした患者がいたという。人知れず真夜中に、先人たちはこの怖い道を崖づたいにたどり、手当たりがなくなってスウッと浮く空気だけの場所を探し、火葬場に忍びこんだのだろうか。自分も緊張が抜けるようなその一瞬を感じてぞっとする。「ここで骨拾いなんぞ、こりゃあ出るかもわからんぞ」と、がたがた足が震えてくるのだった。

やっと、触れる手に感触が戻ってくると、それはまた荒い崖の肌になる。ここで火葬場の入り口は終わり、これからまだしばらく登り坂が続く。このときにはもう涙を流し、水っ洟《ぱな》を垂らした子どものように、大声で泣きたい気持ちになっていた。「一晩くらい泊めてくれてもいいのに。何をやってもこんなんやなあ」とまったく情けなくなる。

そのとき、ふっと誰か後ろの闇のなかで、じっと私の背中を見つめているような気がした。そして、もう少し頑張ろう、と言い聞かせて足を速めた。

最後の坂を登りつめ、海抜五十メートルほどの木尾農園の上にたどり着いた。ここまでくるのになんと長いことか。足は冷たくなり、涙がこぼれ、鼻水をすすりながら、「いったい、あの雀追いはなんやったん」と独り言をこぼす。薄気味悪いなか、光明神社の裏道を回って、やがて茶畑に出ると、寮舎の屋根や外灯が見えてくる。ここまでなんとか歩いて、闇だけの真っ暗な道からふっと光と影のある道に出てみると、まるで遠い旅をしてどこからか戻ってきたような、そんな気がした。それから、寮の玄関の戸を静かに引いて、足音を忍ばせながら自分の部屋の障子をそっと開けて部屋に入り、着たなりのままで布団《ふとん》にもぐりこんだ。ほっとして一人、今日の出来事を想いあわせた。すると、頭のなかでは「ガラン、ガラン」と鳴子の音が響き、帰路の余韻が心を巡った。

絶望的な青春の道のり、私のこれからの人生を考えると、惨憺《さんたん》たる現実のなかで生きる模索をせざるをえなかった。しかし、ただひとつの救いは、あの怖い夜道を、破れた履《は》き物で、哀しみに打ちひしがれ、とぼとぼと、うなだれて歩いているときに、誰かが、遠くから見守っている、という不思議な感触だった。それは、潤任オンニではないかと思った。

オンニは、韓国慶南陜川出身で、私より六歳年上である。一九三〇年、一家で滋賀県石部《いしべ》へ出稼ぎにやってきたが、間もなく、母親はハンセン病を発病して行方知らずになっており、オンニも四一年、十六歳の時、光明園に入所し、生涯をここで過ごし、二〇〇九年に昇天した。

彼女には、死ぬまでに一度会いたい、と望んでいたお父さんと弟がいた。話によると、オンニが入所したとき、父と弟は大阪で働いていたが、終戦直後、韓国へ帰ることになったという。正月を過ぎたある日、療養所に父から手紙が届いた。弟が書いたもので、「お正月おめでとう。みんな故国へ帰るから、僕たちも先に韓国へ帰ります。家を買って暮らしが落ち着いたら必ず姉さんを迎えにきます」と記されていた。しかし、それっきり、音沙汰はなかった。それでもいつの日か迎えにくると信じ、ボロボロに擦り切れた手紙と、上書きだけが残る赤茶色になった封筒を後生大事に握りしめて、二人を待っていたのである。

当時、韓国へ渡る人たちは大勢いた。日本政府の「朝鮮人送還」という在日朝鮮（韓国）人帰国政策（一九四五年九月一日、厚生・内務両省から出された「警保局発第3号」）は、全国の朝鮮（韓国）人集団移入労務者（強制連行者）を優先的に帰国させる通達を出している。そのため一時期、関釜連絡船の一般旅客の乗船を停止して集団移入労務者および復員軍属の集団輸送を実施した。煽られるように帰国を急いだ強制連行者・軍属以外の人たちは、いわゆる「闇船」といわれる漁船やポンポン船に、我先にと乗り込んだ。国が差し向けた船に乗船拒否されたため、有り金はたいて高い「闇船」で帰るしか渡航手段はなかったのである。しかし、朝鮮海峡では、船が爆破されたり、水難事故で転覆したり、また海賊に襲われて身ぐるみはがされて命まで取られた、という噂を耳にした。

潤任オンニは、父や弟と音信不通になったのはそういうことではないか、二人とも生きて韓国に帰ることができなかったのだろう、と思っていたようだ。そして、私がオンニの弟と同じ年格好であると話してくれた。

それから、オンニは私が教えた「識字学級」に通い一番の成績をとり、韓国語も日本語の読み書きも不自由なくこなせるほどになった。五十歳のとき、初めて祖国へ帰郷し父や弟の足跡を探したが、手がかりはなく、その後、母国訪問団に参加して村の役場を回ったが、何も見つけだすことはできなかった。晩年になっても、赤茶けた封筒を肌身離さず持っていて、「私が死んだら、チマチョゴリを着せてほしい。そして、この封筒を手元に持たせてください」と頼んでいた。

私も天涯孤独の身となって、療養所で生きていた。オンニも同じ身の上であることを知り、いつしかお互いの結びつきを感じるようになる。それぞれの道で困難に出会うたび、それとなく寄り添った。そのとき、オンニは弟のことを想い、私は別れた姉のことを想っていたのだと思う。だから、一人でも闇のなかの道を歩いてこられたのだ。あのときも、九反田の稲の間から届くオンニのまなざしがあった。そうでなければ、晩秋の海にでも落ちて溺れてしまったか、今ごろ、私は本当の人生の落伍者となっていただろう。

そしていま、もともと眼が弱かった私は、たび重なる病気で、八十歳を越してからついに視力を失ってしまった。昼も夜もなく、そんな闇のなかで日々、音と手さぐりに頼る生活をしている。ときおり、九反田の昔を思い出す。そして、あのときのように、潤任オンニが遠いところから、闇のなかにいる私を今でも見守ってくれているような思いがする。

潤任オンニが癌に侵され病床にあった末期、本人の意思により、延命治療を拒否する言葉が残されていた。そのため、経口栄養の点滴を中止することになった。そのときオンニはまだ話ができたし、はっきりした意識があったので、私は話しかけてみた。「いままで、自分のために生きてきたんじゃないか。もう少しの時間、私のために生きてくれないか」。すると、オンニはコクンとうなずいて、素直に点滴を受けてくれた。

それから一週間して息を引き取った。私はその生きかたを見つめてきた一人として声をかけた。

「オンニ、もういいよ。自分のなかにある重たい荷物は、私が背負ってあげる。だから悪いものはみなここに置いて、すっかり軽くなって神様のところに行きなさい」。

いま、オンニは韓国天安にある「望郷の丘」（在外韓国人の国立墓地）に、夫、在文の隣に並んで、仲良く眠っている。

島のカラスと町のカラス

一九六〇年を越してからのことであったと思う。療養所でも年金や給付金などの手当てが普及し、患者の生活も少し潤うようになった時代の話である。町の広報誌に、「長島のカラスが町に来て荒らすので困る」という記事が出て、島のみんなを驚かせた。それによると、島で腹いっぱいエサを食ったカラスが、町へやってくるというのだ。それならそれは「町のカラス」ではないか？　いいや、島から来るから「島のカラス」だと町の人びとはいう。

長島にはもともとカラスという鳥はあまりいなかった。島の空を支配していたのは主にトンビである。ピーヒョロ、ピーヒョロと翼をいっぱいに広げて、終日、島の上空に大きな円を描いていた。そこへ、黒い忍者のカラスが大群となって押し寄せた。カラスの襲来はトンビを海のほうへ追いやって島を我がものにしたのである。

戦後、世の中は落ち着きを取り戻し、自由が認められ、豊かな暮らしが育まれていた。光明園でも個人の好みによって食べものを購入するようになり、園の給食に満足できない人たちは、食べたいものをおのおの手に入れて自由に補食することが多くなった。あまり好まれなくなった給食は残飯としてゴミに出され、そこへ盗賊のカラスが現れたということである。島に出没するハシブトガラスは、雑食種なのでごみあらしの名手である。その数たるや、はんぱではない。トンビでさえ逃げまどうほど凄まじいものであった。

当時、厚生省からの通達だと思われるが、残飯をそのまま廃棄するのではなく、いちど遠心分離器にかけ水分を抜いてから焼却しろという指導があった。光明園の東海岸の「碁石ヶ浜」の一画にロープが張られ、「これより立ち入り禁止」という木札がぶら下げてあり、そこで二人の職員が残飯焼却の作業をしていた。通りかかった患者が覗きこむと、その職員にカラスのように追い払われて、よく言いあいになったものである。また私がある療養所を訪ねると、食事時に「残飯は水分をよく切って、残飯おけに入れて下さい。そうしないと遠心分離機が壊れますのでお願いします」と園内放送が流れていた。ほかでもおおかた同じような作業をしていたようである。

さて、カラスにしてみれば、生ものよりも火の通った残飯のほうがご馳走なのは当たり前である。焼却の方法をとっても、それでカラスが減ったという話はあまり聞かない。ご飯の残りなどはそれこそ「おこげ」のようなもので、そのほうが美味しい残飯であることは想像ができる。だから、カラスが減るどころか、ますます増えて空をおおうばかりである。「何とかしろ」と町からは島に苦情をいってくるのだが、カラスが来るのは町からであって、ここには巣などない。エサを食べたらもうみんな町へ帰って島には一羽もいなくなる。島はたんにカラスの食堂である。

次に考えられたのは、残飯の埋めこみ作戦である。山の尾根を通って愛生園に続く峠の中ほど、東側に、約一反の短冊形の田んぼがあった。食糧難時代、勾配はきついが水が湧くならばと、馬の背ほどの細長い地形を苦心して耕したのである。園は残飯をそこへ放りこむために田んぼを一枚つぶすことにした。ドラム缶に入った残飯をトラックで運ぶと、一気に田んぼに投げ入れる。もちろんカラスが群がってくる。すると小型のブルドーザーで上から土をかける。カラスは大騒ぎしていったん逃げるのだが、次を狙って木の枝や岩陰にひそみ、じっとそのときを待つ。やがて次のトラックがドラム缶を積んでやってきて残飯がザッと投げられる。カラスがエサを狙い群がると、そこを目がけて土をかけるので、カラスは一瞬、舞いそびれたあと、あわてふためいて逃げるのである。

この残飯戦争は、一年くらい根気よく続いた。光明園から愛生園の境まで小型トラックが運んでくる地の利もあったが、そのために要した人も経費もたいへんであったことはいうまでもない。それでも残飯処理はこの方法しかないと、合戦はしばらく尾を引いた。カラスも負けてはいなかった。こぼれる残飯を拾ってはくわえて飛び立っていくのである。このような残飯埋めこみ作戦が功を奏したか、細長い田んぼも順に埋められて半分ほどになったおりからカラスもしだいに数が少なくなって、やがて敷地の三分の二が赤土で埋まると、黒いやからはほとんど現れなくなった。ずいぶん苦労して開墾したであろう一枚の田んぼをつぶして残飯の捨て場にしたことを考えると、胸の痛む思いもするが、あの町のカラスに勝つためには、この手しかなかったのである。

何年かすぎて、その敷地は、ここに田んぼがあったかと思われるほど殺風景な様子に変わってしまった。海岸寄りの土くれの端には稲の切り株がところどころに残っているだけである。あとはすっかり赤土におおわれてしまった。それから町のカラスは来なくなったし、島のカラスもいなくなった。浜には元の景色が戻り、トンビは空高く飛び交い、静かな海辺に鳴き声だけが響いている。

その後、勢いよく園内の整備計画が進むと、建物は耐火コンクリートに変わり、家というおもむきを失う。台所にしても残飯の匂いも出さないがんじょうな造りである。また養豚場は閉鎖され飼育作業がなくなり、残飯が不要になったのも一因して、その処理はすべて外部に委託された。そのうえ残飯おけに鉄製のふたが置かれると、カラスのつけいるすきはなく、その姿もしだいに見られなくなっていった。

カラスが来なくなったせいでもないが、施設の近代化と生活向上、加えて患者の高齢化と自然減があいまって、光明園を訪ねる人も少なくなったような気がする。松林もなくなり、自然も寂しくなった今日このごろである。

あのころのカラスはいま、どこで何をしているのだろうか……。残飯が出るのを待って島の方に来ることはもうないだろう。町のカラスが来なければ、島は静かである。

いまもトンビが梅雨ばれの間の大空をゆっくり飛んで、光明園を眺めて首をかしげている。

木尾湾は、光明園から西北あたりの方向にある。巡航船の立ち寄りを請願したこともあるが、水深が浅いのでそれは断られた。したがって、出入りするのは小型船が主である。その桟橋につながれているのは、職員も患者も「船舶」と呼んでいるが、別名「御用船」、いわゆる「郵便船」である。朝、昼に二往復、虫明《むしあけ》の郵便局から光明園あての郵便物や荷物を届け、戻るさいには園からの物品を運ぶのが主な仕事である。「ポンポンポン」とエンジンの音が聞こえてくると、患者たちは「郵便船の音がしているから、いま〜時だな」と船の発着を確かめて時刻を知るのが常であった。

木尾湾は、どこからどこまでが海で、どこからどこまでが陸かわからないほど、粘土質で底土がつながっている、いわゆるデルタ地帯である。長島大橋の建設に伴って島内道路を造るさいには、陸地と海岸の境界線が定まらないため「土地の所有権」と「湾の入会権《いりあい》」が問題になり、光明園側と漁業組合側との紛争の火種になったそうだ。

この港は昔から、年末になると、「出世魚」とも呼ばれるボラの追いこみ漁のために用いられてきた。入り江は奥が深くて広く、入口が狭くなっているので、何層もの船が沖から群れになったボラを追いこんで一網打尽にするにはもってこいの場所だった。また春にはアオサが自生する。干してふりかけ状にすると海苔の代わりとして好まれるので、地元の漁師たちの船がよく行き来していた。

この木尾湾にまつわる物語はいろいろあるが、第一にあげなくてはならないのは、湾の突き当りにある「坂道」である。この道はかなり急で、丈夫でない身体にはけっこうこたえる登り坂である。湾の入り口から見上げると長く続くようにみえる。二百メートルほどはあろうか。どうしてこの坂道が大事なのか。

一九三八年に光明園が開園し、外島保養院が水害で壊滅したため全国の療養所で散り散りに暮らしていた患者たちが順ぐりに来園しはじめた。当初、長島への第一歩を踏んだのは藪池《やぶいけ》桟橋からであったが、三九年、木尾湾に患者専用の桟橋ができると、そこが隔離の島の玄関口として、癩《らい》療養所の象徴となるのである。患者たちは、船から降りるとこの坂道を登り、高台にできた新しいそれぞれの寮へ入っていく。この道をみんなが、布団《ふとん》やら行李《こうり》やら風呂敷いっぱいの荷物をかついで上がるとき、新しいこの地が第二の故郷であり、楽土（理想の地）建設のために自分たちは働くんだという気構えで坂道を登っていったという話を聞いたこともある。

園の建設中は工事用の道として使われていたのだけれど、園が完成した後も、日常の生活道路としてみんなの通り道に変わり、大事に用いられたのであった。開園当初、道は無造作に転がる石ころでいっぱいだった。整地するのにそれを集めてしっかりとならすため、来る日も来る日も新しい道の石拾いが患者たちの日課のようになっていたという。

全国の他の療養所も地形の厳しいところが多く、たとえば草津の栗生楽泉園《くりうらくせん》などは高原で勾配が激しいため、足の不自由な者は病棟へ通うにも手助けが必要だったようであるが、光明園の前身である大阪の外島保養院にいた患者は、平坦な敷地に暮らしていたので不便もなく、まさかこの坂道が生涯自分たちの必要とする道になるとは思ってもみなかっただろう。

坂を登りきったあたりには「若草」という寮が建っており、誰いうとなくこの坂を「若草の坂道」と呼んで、慣れ親しんだものである。こうして坂道の苦労はあっても、島の高台に建つこの新しい療養所ができたことを、みんなは非常に喜んで暮らしていた。

春、秋をいくたび繰り返し、年々島の暮らしにも慣れたころのことである。戦後まもなく、園内では自治会、職員用に共有自転車が使われるようになった。木尾桟橋におろされるドンゴロス（麻袋）に入った大きな氷の塊をそこから坂道を登って病室事務所に届けるのも、患者作業のひとつである。重いものなどを荷台に乗せて運ぶと、不自由な身体にどれほど楽かと聞きつけて、みんなこぞって自転車をほしがった。

それから十年ほどして、やっと患者用の自転車が手に入るようになる。個人畑に通う足代わりに、また、大通りではスピード感を楽しむなり、娯楽や生活に便利な乗り物として、十人に一台の割合で流行したのである。とはいっても、高価なものなので、もちろん新品ばかりではなかった。

患者の一人、福井県出身のAさんの実家が自転車屋さんだったため、中古の自転車から、古タイヤなど修理用の部品まで手に入れて、園内で勝手に店開きして評判となっていた。自治会としては、ほうっておくわけにもいかず、結局、営業許可を出して、自転車の普及に一役買ったというわけである。

さて、島内は坂が多くて乗りにくいだろうと思うこともあるが、坂でなく上の台地で使うかぎりはけっこう便利な乗り物である。当時は新製品の開発がさかんなころで、園も自転車の新作などの話でもちきりとなり、後部の車輪にブレーキがついたものを「バンドブレーキ」などと呼んで、ブレーキのよく利く自転車ができたと、みなそれを自慢していた。

ある日のことである。男子軽症寮に住むKさんが、有名なその坂道を猛スピードで自転車に乗って下りてきた。バンドブレーキがあれば速さも自由自在、急停車だってできるとでも思っていたのだろう。ところがとんでもない、自転車は猛スピードで、中空に道があるごとく空を走った。ひょっとみると、Kさんが天狗のように空に舞い、宙を走ることなく、自転車も人もそのままぴたっと静止した。ほんの一瞬であった。

するとKさんは、木尾湾の中ほどにある泥の深みに向かって、それほど激しい音もなくズボッと、自転車もろとも落ちてしまったのである。もちろん船舶の船員たちも、守衛さんも、山の畑で作業をしていた人も、通りがかりの者も、それを見ていたにちがいない。ほんとうに驚いた話である。木尾湾はまったく泥田のようなところだから、本人には怪我もなく自転車の痛みもなく泥だらけになっただけである。Kさんはあわてて泥沼から抜け出すと、近くの消火栓で泥をきれいに洗い落とし、まるで何事もなかったかのように、違う細い道を通って、遠回りして寮に帰っていったそうである。

もちろん、この話は各寮で食事時や茶飲み会、夕風呂でと、大いに話題になっていた。「ほんまに空を飛んだんやなあ」と笑い話にされた。しかし、本人が部屋に帰ったときにはぐっしょりと水にぬれてはいたが、泥だらけではなかったので、ちょっと海にはまったとかなんとかいえばごまかせるようなことでもあった。それなのに、最新式のバンドブレーキがいかに止まりの悪い欠陥品か、どこに行ってもKさんはみんなに説明してあるくので、それがゆえにまた評判になって、とうぶん話の種は尽きなかったようである。

本館の二階で事務をしていた職員たちをはじめ、それを見たほかの人たちも驚いただろうけれども、いちばんびっくりしたのは木尾湾の主たちである。

木尾湾には「シオマネキ」という、片方のハサミの大きいカニがすんでいて、潮が引くと穴から出てきて、「潮よ、早く戻ってこい」と体操のようにハサミを上下に動かす。招いているような仕草をすることから、「シオマネキ」という名前がついたという話で、磯ガニの一種である。

もう一つは「トビハゼ」。これは珍しく海面を泳ぐよりもホイホイと海の上を飛んでいく魚である。小ぶりのハゼの一種で、子どもたちは採って食べることはなかった。

最後に木尾湾の大主は、太古から現在までほとんど進化せず、「生きた化石」といわれる「カブトガニ」である。全長五十センチほど、半円形の頭と五角形に近い胴体、六対の脚をもつカニで、姿がヨロイカブトの形に似ているのでそう呼ばれるのだろう。今日では生息が難しく、笠岡湾内神島水道一帯はその繁殖地で天然記念物に指定されている。

空高く飛ぶ自転車を見たカニたちはあわてて穴の中に隠れ、トビハゼらは木の陰やら岩陰に飛んで逃げこみ、身をひそめたにちがいない。

それからも続く空飛ぶ自転車の話であるが、後継者があったとか、なかったとか。何年かたつうちに、「一人いた」というのもおるし、「いや二人いた」というのもおるし、結局合計三人までが噂として上っていたようである。

やがて、一九八八年に瀬溝《せみぞ》に邑久《おく》長島大橋ができてから道も舗装されて広くなり、木尾湾に面した崖はコンクリートでがんじょうに塗り固められ、そばには立派な柵ができて、子どもさえ海に飛びこむことができないくらいの囲いができた。したがって自転車ごときはもうその柵でさえぎられて海へ飛びこむことなど二度とないということになる。上から見ると、坂の上下の分かれ道が両方直角で、Hという形になっているので危ないことときわまりないところだが、最近はバイクと自動車の通行許可も下りたので入園者はそれらを使い、自転車で坂道を下る人はなく、ましてや歩いている人を見ることも少なくなった。

その昔、行李や布団や風呂敷袋をかついで登ったこの坂道は、いまでは自動車がわがもの顔で走り回っているし、ときにはバスが園内に出入りすることもある。初めてこの地に降り立った開園当時の人たちは、こういう時代が来ることを思い浮かべたであろうか。

「空飛ぶ自転車」という話を思い出し笑い転げることも少なくなった。人々はここで静かに坂道を見守って暮らしているのである。

けものみち

一九八八年年四月に瀬戸大橋が完成すると、続いて五月には本土と長島をつなぐ待望の邑久長島大橋ができた。療養所の人びとはもろ手をあげてこれを歓迎した。島内では、朝に夕に三々五々、物見《ものみ》遊山《ゆさん》に橋まで散歩したり、完成した道路の歩道を通って用もないのに遠く船越まで出かけたりする人もいた。その行き交いはしばらく盛んであった。この道路は島の端から光明園の脇を通り抜けて三キロほど先にある愛生園まで通じており、「島内道路」とみんなは呼んでいた。

運輸省が認める交通路で車が通るのは当然だが、療養所で暮らす人びとにとって、日常、車が往来する長島の風景が、なんと新鮮に映っていたことか。しかも、こんな辺鄙《へんぴ》な離れ小島で、街なかのように横断歩道の信号機が二か所もあるのは、なかなかの自慢であった。赤信号に停止していると、どこに足を踏み入れたのやら、ふと、立ち停まっているその姿が、社会の片隅に追いやられ、生き進むのを阻まれている私自身の人生にもみえたりするのであった。

やがて、残暑の厳しいある日のこと、車にも散歩にも慣れて、橋のできたお祭り騒ぎもようやく収まったころの話である。くたびれかけた中年男が、麦わら帽を深くかぶり、首には手ぬぐいを巻き、半そでシャツに作業ズボン、足元は地下足袋《じかたび》というでたちで、右手に火ばさみ、左手にダンボール箱を抱えて、この島内道路をすたすたと歩いていく。ときどき、車を避けながら道路に落ちているゴミくずのようなものを拾ってはダンボール箱の中に入れ、先へ先へと進んでいった。

拾っては投げ入れているそれは、ぐしゃぐしゃになった紙くずのようでもあり、乾いてやや堅そうな感じのする摩訶不思議な物体であった。とくに木尾湾の坂のあたりで、さかんに大きいのやら小さいのやらを拾っているところを見ていると、それには足があったり尾があったり、何かいろいろついているようだ。この木尾湾の坂のところはT字路になっていて、邑久町からの路面バスも通るし、作業用のダンプカーやトラックに業者の運搬車、園内の配食車など種々雑多な車が通る。信号機もなく、気をつけないと事故が起きそうな危ない場所であった。

ときたま涙か汗か知らぬが、ぽたぽたと地上にしずくを落としながら、その男は黙々と同じ作業を繰り返していた。よく見るとそれは福祉室の室長ではないか。若い者はこういう仕事はやりたがらないので、しかたなく自分がやっているというのである。これから先は上り坂になっていくが、たれるハナをすすりながら、室長さんはまたそれを火ばさみではさむと、拾っては入れる。嵩《かさ》が増すばかりのそれを軽々と腕に、愛生園に通ずる光明園の東側のバス停のところまで、坂道を少しずつ、車を避けながら登っていった。

やがて坂の上に差しかかり、横断歩道と信号機が備えつけてある高台までやってくると、海風がそよぎ、あたり一面、西日を受けて白く輝いていた。室長さんは、かなりの量になったその箱を抱えて、園内に入る海の道へそれ、横断歩道を横切って信号機を後にし、その奥にある焼却場へ向かった。そして、かついできたダンボール箱を逆さにすると、ガサガサッという音とともに中身を一気に焼却炉にほうりこんだのである。外からは煙突の煙が真白く上がり、海に向かってゆらゆらと流れ、しだいに薄く消えていくのが見えるのだった。

目にすることはできなかったが、きっと、そこで焼かれたのは、はからずもゴミとされてしまった幾体《いくたい》もの干からびた獣たちのしかばねであったろうと思う。このあたりを生きる場として移動し、親も子も連れ添って歩く途中で、やられてしまった小動物の精霊の無念さが、煙とともにふわふわと漂っていた。

木尾湾の坂道は、光明園の開園当時、患者が上陸の第一歩をしるして登り入った開拓路で、ここはその昔「けものみち」であったように思えてならない。というのは、その向こうに小さな谷間があって、清水がちょろちょろと湧き流れているし、大きな杉の木が二本生えていて、その奥はこんもりした里山のようになっている。ヤブが生い茂っているから、めったに人の立ち入れないところなので、その辺一帯が獣たちの領域であったにちがいない。かれらはその場所から海岸へ降りて、カニとかトビハゼなど小魚をとって食べていたのではなかろうか。人の暮らすより昔、無人島であった長島は、獣たちにとって水場やエサも隠れ場もある格好なすみかだったと、そんな推測をするのである。

車社会となった現在、島内も同様に変わりはてた。里山近いこの道にも、大型バスはもちろんのこと、ダンプカー、クレーン車など大型車が工事のためにずいぶん侵入するようになった。人でさえ、これにひかれたらひとたまりもない。交通の利便性を求めて新設される道路に、通行する人のための歩道は作っても、日々食らうエサ場に通う小動物のために「けものみち」を作ることを人間はしなかった。そのため、かれらは車という現代の怪物の犠牲者になったのではないか。常の変化においてけぼりにされるのは、きまって言葉のない者たちであり、獣たちの影のない影だけがとり残されていく。

ギラギラと太陽が照りつける島の夏景色は遠く、セミの声もやみ、人の往来がなくなっても、ただ繰り返し、横断歩道の信号機は規則通りに色を変える。さまざまな種類の車がこの島内道路に入りこみ、わがもの顔でどこかしこに轟音をまきちらしては、走りすぎていくのである。陽もやがて傾くだろうと思われるころ、西日に当たって白銀に光る信号機が、じっと車の行き来を見下ろしている。

野辺の送りの今昔

ひと昔前の話である。一九七三年の終わりだったろうか、親しい友人の一人を失った。彼は愛生園にある新良田《にいらだ》高校の一期生で、光明園に戻ってきてからは、自治会の書記として私とともに仕事をした仲である。突然倒れ、看病のかいなく急性の「多臓器不全」で亡くなった。四十代の若さだった。そして当然のように解剖の話があり、本人の承諾を得ることもなく園の慣習どおりとなった。

解剖室は病棟の棟続きにあり、北のいちばん端にある霊安室の裏手前から壁ひとつ隔ててすぐ隣にあった。病棟で死亡が確認されると、ご遺体は車輪つきの寝台に乗せられて、廊下を通ってまずこの部屋に運ばれる。解剖室は六畳くらいの広さで、中央にコンクリート造りの解剖台がある。その台の中心に汚物、血液を流し出す排水口があって、それに向かって四方八方に深さ一センチほどの斜線の溝が掘ってある。台自体は平らでなく、液体が流れるように中心に向かってすりばち状に傾斜がついている。部屋の奥には、数体が収納できるほどの大きな冷蔵室があって、当時は氷で冷蔵していた。氷は解けないようにドンゴロス（麻製のずた袋）に包まれ、虫明《むしあけ》あたりから園の船で毎日運ばれてくる。病室事務所にももう一台冷蔵庫が設置されており、注射液、点滴、抗生物質、薬などが保管されているため、常に氷を補充する必要がある。そこに解剖室用の氷も納められていた。解剖室の冷蔵室にご遺体が納められると、すぐさま病室事務所に勤める患者の当番が氷を運びこむ。氷の塊は一つが六キログラムほど。当番は二人一組で、一度に四つの氷を冷蔵室に納める。夏など暑い季節は、いやおうなしに夜中でも氷の取り換えが行われた。

この晩も、病室事務所の当番は、氷を抱えて長い廊下をゆっくりと北の端まで進んだ。曇りガラスのついた引き戸の前で足を止め、鍵を外して重い扉を開けるとギィギィッと錆びついた音がする。あわてて電気のスイッチを入れると裸電球がともり、シーンとした人気のない解剖室が照らしだされた。真っ先に、隅に寄せてあった台車を冷蔵室の前に着けると、ご遺体が納められている棺桶を引き出してその上に乗せるのであった。ここでも錆びた音がきしみをあげて、気味が悪くなる。氷の湿気や、ひんぱんに使用するアンモニアによって、室内の鉄製レールは簡単に錆びついてしまうのだった。おそるおそる棺桶のふたを開けて死者の両脇に一つずつ、頭部に一つ、足元に一つの氷を入れ、ふたを元通りにして一礼すると冷蔵室に納めた。再び、ギィギィッと錆びた音が聞こえる。急いで冷蔵室のドアを閉め、解剖室の電気を消してその場をあとにした。けれど、そのとき廊下にまで響きわたった戸のきしむ音は、死者の物悲しい泣き声に似た音色に聞こえて、いつまでも耳から離れない。結局、仮眠をとるため事務所に戻ったものの、まんじりともせずその夜を明かさねばならなかった。

このほか、病室事務所の患者当番がする仕事に「湯灌《ゆかん》」がある。本来なら湯灌は籍元《せきもと》や友人がするならわしだが、ある日、一人の老人が亡くなり、籍元も友人もないというので、病室事務所の当番であった私が引き受けることになった。

まず病室に理髪部の人がやってきた。横たわる死者に手を合わせると、さっそく頭と顔をきれいに剃ってくれた。ベッドの脇にはアルミ製の大きなタライが運びこまれ、クレゾールと適温のお湯を注ぐ。そして病室主任と私との二人がかりで裸になった死者をそっとタライに移して背中を支えたまま座らせてやる。まるで生きている人のようで、一人が肩を抱え支えている間、もう一人はガーゼを用いて背、股、腕や足を隅々まできれいに洗ってやった。それがすむと、洗濯して糊づけされた浴衣を着せ、二人がかりで頭のほうと足のほうを持って、運んできたお棺に納めた。すでに硬直が始まっており、人の身体がまるで大理石のように固く冷たい。ややすぼめた足が棺からはみ出し、ふたにつかえるので、しかたなしに一人が膝の関節を力任せにぐいと押した。その瞬間、「ポキ、ポキッ」と物が折れる音がする。ああ、この人はまだ生きているんじゃあないだろうか……「ホンマに痛いでぇ」といまにも叫びやしないかと、口元にしばし手を置いて息のないのを確かめた。

ていねいに手を合わせて会釈をし、やっとの思いでお棺のふたを閉めた。するとさっき感じた人の気配とは違い、まるで大きな岩を運搬車に乗せるような感覚に陥り、申しわけない気がして急いで病室から運び出すと、長い廊下をガラガラと台車を引いて解剖室へと向かった。そしてお棺を冷蔵室に納めると、あとは解剖が始まるのを待つのみであった。

夜伽《よとぎ》（通夜）が行われる霊安室は、病棟の北、いちばん端にあった。その部屋は壁一つ隔てて解剖室と隣り合わせになっていた。死亡が確認されると、まず解剖室にある冷蔵室に運ばれる。そして解剖がすむとご遺体はお棺に納められ、廊下を通らず隣の霊安室に運び出せるように、中で行き来できる造りになっていた。大きな一室を薄壁で「解剖室」と「霊安室」に分け、上半分にすりガラスをはめた引き戸で仕切っている。ただそれだけなので、当然、隣の音や声など筒抜けである。だから、霊安室で友人たちがご遺体を待つ間、解剖室からは金属音や医療者の話し声などがそのまま聞こえてくると評判であった。隣の部屋から、人の身体を前にしてあちこちきりきざんでいるその様子が手に取るように伝わってくるというのだ。

解剖にはご遺体のほか、病人の担当医と園長、看護婦、その他看護学校の生徒が実習という名目で立ち会うのが常であった。当時の生徒さんで、現在も看護婦として光明園で働いている人がいるので、解剖について話を聞いてみると、「初めは恐ろしくて気持ちが悪かったけれど、数をこなすうちに慣れてしまう。すると、こんどは家で魚をさばく料理ができなくなった」というのだ。立ち合いが一度や二度の経験ではなかったことからも、園では「解剖」は当たり前だったことがうかがい知れる。そこでひとつ問題が起こった。

療養所で誰かが亡くなると、縁の薄い親族に代わって籍元が中心になって葬儀を執り行う。訃報が入ると縁者、友人、知人たちが霊安室へ集まって、亡き人の宗教に従って夕方から夜伽が始まり、翌日、野辺の送りとなる運びである。その日も同じであった。元書記のAさんの訃報が入ると、昼すぎから友人たちが霊安室へ集まってきた。彼を看取って病棟からかけつけた者もいたが、霊安室にはまだご遺体はなく、みな悲しみに沈んで静かに彼との対面を待っていた。間もなく、廊下から台車を引く音が聞こえる。ご遺体が運ばれてきたのだった。係の者が解剖室の鍵をあけ扉が開くと、ひんやりと氷のような冷気におおわれる。部屋の中央にはコンクリートむき出しのぶあつい石のまな板のような手術台がひとつ。静まりかえった無言の時間が流れた。

いっときすると、「ドスン」と重い塊を置く鈍い音がする。続いて、ザワザワと人の気配を感ずると同時に、張りつめていた空気が一変した。いよいよ解剖が始まったのである。「カンカン、ゴリゴり、キンカラ、カンカラ」と、まるで大工仕事をしているように、のこぎりを引くような、金槌を打つような物音が解剖室からガラスづたいにここまで聞こえてくる。その合間に、笑い声がする。「カンカン、ゴリゴリ」、「うふふ、あはは」……。「キンカラ、カンカラ」、「きゃはは、えへへ」……。

霊安室に集まった人たちは、耳を疑った。奇妙な笑い声に、「いったいあれは、なんだ?」と顔を見あわせてみんなで噂をしあった。夕方になるころ、霊安室の引き戸が開いて、待っていた私たちのもとに、解剖が終わったAさんのお棺が運びこまれた。消毒液の臭いに息を凝らして隣の部屋に目をやると、ぽつねんと置かれたコンクリートの手術台が、水に浅黒く濡れてひんやりとしてやけに生々しい。お棺が台に置かれると、友人たちは手を合わせ、ご遺体に深々と頭を下げた。

やがて野辺送りが終わると、籍元と友人たちは、しきたりどおりAさんが生前にお世話になったお礼をみんなにいって回った。園長、医師、看護婦たちにも同様、故人に代わって籍元がていねいにあいさつするのが慣例である。が、このときはいつもと違っていた。私たちはAの友人として、園長に申し入れねばならないことがあった。解剖室での笑い声について、「死者に対して失礼ではないか」というのである。

それに対して、園長の答えは次のような弁解だった。「解剖手術の間、若い看護実習生や新米の看護婦のなかには、失神して倒れる者がいる。極度の緊張をほぐすために、冗談を飛ばし面白い話をすることがある。べつだん、ふざけて解剖しているわけではない」というのである。

いずれにしても、「仲間を亡くした者からいえば、まるで丸太や板のように身体を切り刻まれたり、叩かれたり、打ちつけられるようにしか受け取れないのだ。笑い声などもってのほか。もっとまじめに取り扱ってほしい」と再度申し入れた。

しかし、開園以来、戦後しばらく（一九八〇年前後まで）は、問答無用で解剖を行っていた療養所の歴史があった。入所時に解剖承諾書にサインをさせられた者もいれば、すでに氏名を印字してある解剖承諾書を当番がもっていて、いざとなったときに判だけ押せるように用意してあるなど、拒否する間もなくそれは実施された。全国どこの療養所でも同じ扱いだったと思う。このような状況下で、もちろん園長は、私たちの申し入れなど聞き入れるわけもなく、その後も何もなかったように解剖は行われていた。

それから数年たったころである。ある日、在日韓国人の男が亡くなった。そこで、解剖承諾書にサイン、捺印をしろと園長がいいにきた。そもそも本人自身、字が読めたかどうか定かでないし、遺族、家族もいないので、友人、知人と籍元が、園長と交渉に当たった。承諾書にサインしろ、しないの押し問答のさいちゅう、友人の代表が声を張り上げた。「韓国人、朝鮮人の間では、死者に刃物をあてるということは、その人を二度殺すことであるぞ。人の魂まで殺す気か」と園長に不満をぶつけた。

園長はものすごく腹を立てて「お前たちは園のお世話になって、療養所という安心なところで治療と生活をさせてもらってきたんだ。せめて、この身体を解剖して下さいと、死んでから差し出して、お礼がわりにするという気持ちはないのか」と吐き捨てるように言った。しかし、在日韓国人の側も儒教の精神を重んじて、今回こそはなるものかと一歩も譲らなかった。結局、口論のすえ、亡くなったその人は解剖されずにすんだ。ご遺体は無傷のままお棺に納められ霊安室へ運ばれ、なにより安らかな野辺の送りとなった。
ところが、その事件があってから、解剖承諾書にサインしない者がときどき出るようになって、園長と患者たちとの間で大論争が展開されることとなる。憤りを覚えた園長は、『かえで』(一九八〇年十一月十五日発行)に「解剖への理解を」と題してその考えを投稿した。内容は次のようであった。

「〔……〕生前の診断にまちがいはなかったか、見おとしていた病気はなかったか、自分の取った処置にまちがいはなかったか、ということを検証するためには、どうしても解剖にまたなければなりません。解剖は、単に医師の興味や病理学者の研究の対象といった低いものではないのです。／時として、解剖をことわられる時がありますが、その時の良心的で誠実な医師のなげきを見るにつけても、私は暗い気持ちになります。医師や看護婦は、良心的に誠実に私たちの診療をしろ、しかし解剖はおことわりだ、ではいつか破綻がやってきます。〔……〕解剖の場合は、いつもまったなしの体制で、京都から専門家に来て頂いています。何もせずに文句だけは言うと言った発想の中からでは、おそらく、らいの人々に対するこれからの医師や学者のあたたかい気持ちや、努力はくみとってもらえないのではないかと思います。〔……〕園長　原田禹雄」

園長のいわんとするところはわからないでもないが、される側の心情も理解すべきである。患者は物ではない。癩《らい》療養所では戦前からのならわしで、解剖は当たり前であった。患者は何もせずとも病の日々を生きてこられたはずだというのだろうか。ただ「座敷豚」のように飯を食っているのだから、そうして生涯を全うしたのだから、せめてものお礼に死んだあとくらいは解剖させろといわんばかりだ。そういう考えや方針はとても納得できない。人として生きる。人としての扱いを受けることを望むのが、患者たちの真の気持ちである。率直な心情である。病人である以前に人であるというのをわかってほしい。それが解剖を拒否する私たちの気持ちの発露である。

園長とのやりとりがあってしばらくして、時代の変容とともに解剖は次第に行われなくなっていった。

一九八八年、邑久《おく》長島大橋、島内幹線道路が開通してから、園で亡くなった人は岡山市にある公共施設で荼毘《だび》にふされるようになった。葬儀がすむとお棺は霊柩車に乗せられて、三十分の距離を走り東山斎場へ向かう。普通の社会で暮らした者のように人並みに、みんなが集まって涙し、お参りし、黙とうして、野辺送りのために霊柩車に乗った死者を園内から見送る。

その日はヒグラシが鳴いていた。夕凪《ゆうなぎ》のころ、息も止まるような暑さのなかで「カナカナ、カナカナ」と、懸命に声を絞り出す。日が沈むと、霊安室では野辺の送りが始まった。高齢化も進み、自力で歩いて弔いにくる人も年々少なくなってきている。死者を見送るために寄り集まった人たちは、寡黙に半世紀を療養所ですごした彼の平安を心静かに祈った。人びとの去った後、ただただどこからか届くヒグラシの鳴き声だけが島の並木道に響き、物悲しく聞こえていた。

二つ岩

二〇〇五年八月、光明園の火葬場が取り壊されることになった。園の創立時、火葬場は園の敷地内である藪池《やぶいけ》地区にあったが、一九五五年十二月には、夫婦舎建設のため、九反田《くたんだ》に移転したのである。そこは、光明園から愛生園に行く通り道にあった。光明神社をすぎ木尾農園のふちを通って海岸に出ると、崖を削った坂道になる。その緩い坂道が平らになるあたりまでやってくると、南側には瀬戸内海が広がって遠く向こうに小豆島が望める。海岸の浅瀬には、人の身長の三倍ほどもある大きな乳房の形をした岩が仲良く並んで二つあった。人びとはそのあたりを「二つ岩」と呼んでいた。山側には深い谷間がひそみ、その奥の林のなかに火葬場があった。

この秋にも白いのぼりを先頭にして、棺と弔いの列が神社の山道を行くのを見た。西に近い陽を背に受けて進む人もまばらなその行列は、晩秋の寂しさをよりいっそう増すものである。火葬場までの道のり、棺のかつぎ手は縁者、籍元《せきもと》の男たち四人である。葬列の前には白いのぼりを持って先を進む者、次に棺、あとは十数人の参列者が続いた。棺桶は、園内の松を伐採して製材し、木工部の患者作業によって作られた寝棺《ねかん》である。松材の生木を用いるため、かつぎ手にとっては重たく、棺を運ぶ輿《こし》はヒノキで作られていた。二本の長柄《ながえ》で肩にかつぐのだが、長柄の太い棒の間に支えの桟《さん》がいく本か通してあり、その上にお棺をのせる。それぞれの宗教によって色がらは異なるが、棺が大きな布でおおわれると、弔いの旗を先頭に、野辺の送りの葬列がいざ整うのであった。

昔はこのように棺を輿にのせてかついだが、一九六五年ごろからは二輪の引き車になり、台車は押し手と引き手の四人で担われた。さらにその後、車社会になり道路が整備されると、園でも黒い霊柩車が用意された。中古の黒いライトバンを改造して、棺が収納できるように座席を省きスペースを作った簡易なもので、車庫は園内の旧学校の講堂を利用した。霊柩車は光明ナンバーを登録し、つねに車庫で待機していたものである。

霊安室は園の西北の端にあった。葬列はそこから病室横、医局を抜けて最後の見納めのために園内の大通りをまっすぐ通り、神社の山道に進む。ゆっくりとした足どりで、約一キロの道のりを二つ岩のある火葬場まで歩く。焼き窯《がま》のあるその新しい建物は、広さは三坪ほどで赤い瓦屋根に木造、奥には鉄製の炉が組んである。正面を見て西側の脇に、八メートルはあるだろうか、うっそうとおい茂る木々をみおろすようにコンクリ造りの高い煙突が一本立っている。炉は建物の北側に位置し、その奥の山裾あたりから湧水が流れていて、手漕ぎポンプのついた井戸が備えつけてある。近くには詰所《つめしょ》兼控室として使う四畳半くらいの部屋が備えられていた。火葬場の東側、木々におおわれた片隅に、残骨処理をするための深い空井戸があった。その奥には供養のために小さなお地蔵さんが祭られ、入園者の誰かが毎日のように花を供える姿が見られたものである。

建物の入り口は南を向いた開き戸で、入ると広間があって、明り取りのために両側にガラス窓があり、そこで最後のお別れのお勤めをする。そして鉄の台車にのせたお棺を炉の中に押し入れるのであった。するとぶあつい鉄の扉が上から降りてきて、ゴーンと音が響きわたり、炉の口は塞がれた。

炉の横を通って裏に回ると、点火のスイッチがあり、縁者代表の手によってボタンが押される。それで重油バーナーが点火し、ボッという音が中から聞こえると、前に立つ参列者一同が頭を下げて、その場を立ち去る。それから歩いてもと来た道をそれぞれ帰路に着いた。

戦後間もないころには本病（ハンセン病）ではなく、栄養失調や結核、赤痢感染で亡くなる人が一年間に二百名を超えた。入所者は毎日悲しい惨状に身をさらしていた。当時、藪池《やぶいけ》地区にあった園の火葬場は多数の弔いに追われ悲鳴をあげていた。ここでは一日一体しか扱えないうえ、必要な燃料は手に入らず稼働不能に追い込まれたのである。それで、お棺に入れられたご遺体はやむをえず火葬場の横にむき出しのまま放置された。ふたには中の仏さんの名前が書いた紙が貼られ、多いときは三体も四体もが積み重ねられた。置かれたお棺は、常識を超えて、何の感情もなくただの荷物のように感じられた。

仏さんはどんどん増え、燃料不足はなかなか解消しないので、いよいよ園は、野天で荼毘《だび》にふすことを決め、患者の作業として火葬の手配をした。頼まれた数人は火葬場の裏の空き地に幅一・五メートル、長さ二メートル、深さ五十センチくらいの穴を掘る。底にタキギをしきつめ、重ねてトタン板を置き、その上にお棺をのせる。ふたの上にはさらにタキギを山ほど積み上げ、荼毘にふした。燃えつきたあと、トタンの上にはタキギの燃えさしや消炭《けしずみ》がお骨といっしょに残された。熱がとれるまで小一日はかかったと思う。それから縁者らが採骨した。死者は少しずつ減少したが、藪池ではこのような痛ましい時期があったことを記憶している。

二つ岩の火葬場には、重油が用いられる新しい炉ができていた。遺体が骨になるまでは、患者作業の穏坊《おんぼう》（火葬係）が一晩、詰所に待機して炉の番をし、翌日、電話で園に採骨の時間を知らせることになっていた。穏坊には、弔いの縁者が心づけにと一升瓶を持って届けたものである。

係はときどき、炉の具合を見て回った。火の回りを見るために、炉の裏にある覗き窓を開けて中の様子を見る。炎は炉いっぱいに青白い渦を巻き、すっと立ち上がるように帯となって仏さんの足元から吹き上げていた。股を触り肋骨をなぞってさらに口、鼻、目、耳の穴という穴を抜けて花火のように赤い火が噴きだしている。骨が少し赤みを帯びて炎に交じり、模様を描くように薄白い身体が映し出された。

その様子を見届けると元の詰所へ戻って時間を待つ。ときどきそのような見回りをして、やがて朝を迎えた。火が消えても熱があるうちは炉の扉を開けるわけにはいかず、自然に冷めるまではなおも時間がかかる。炉の前に台車を据えて鉄の扉を開けると、鉄製の受け台の上に焼けた骨が身をかがめるかのように固まっていた。強いバーナーで火を噴きつけるために、ほぼ順序よく並んでいることはまれで、一方にかたよっていることが多かった。骨を見ると、真っ黒くなっているのは患《わずら》った所で、まっ白なのは悪くなかった所だと見てとれる。骨上げのときにはそんな話をして故人の最期を想ったという。

連絡した時間になると縁者がやってきた。合掌をしたのち、一本ずつ異なった棒の採骨箸《さいこつばし》を手にして遺骨を箱に移す。縁者は、故人が納められた骨箱を大事に胸に抱えて火葬場を出て、来た道を園の方へ無言のまま帰っていった。

おおかたの入園者には肉親がおらず、お弔いに参列する者は少ないため、寂しい野辺の送りである。

焼き場の出入口近くには、枝が四方八方に広がる大きな山桜の古木がそびえ立ち、煙突を包みこむようにじっとお弔いを見守っている。患者がふだんからよく口にしたのは、「自分の故郷には火葬場の煙突からしか帰れない」という言葉である。煙突から流れ出す煙は、精霊となって古木の枝葉をグルッと回り、故郷の方角を見定めたかのごとくすっと空に舞いあがると、なごりおしげに海を見わたし、二つ岩の間をくぐり抜けて彼方へと消えていった。

ある春遅く、火葬場の前の海岸で貝掘りをした者がいた。そのとき、他の貝に交じって、砂に深くもぐる十センチ前後の小筒状のかけらを見つけた。火葬場の前で掘り出したのだから、残骨かもしれない。貝になりすました故人の生まれかわりではないかという者もいた。何のことはない、褐色のかけらは馬蛤貝《まてがい》である。長島では見慣れないものであったから、そういうふうな話になったのだろう。けれど、思ってみると、貝も骨もみな時のかけらである。つね日ごろ、死や孤独が隣りあわせにあった患者にとって、寄り添う療友や慰められた大自然とともにすごした大切な思い出の断片である。

そして、療養所の葬儀も、社会と変わらないように執り行われるようになった。しかし、昔と変わらず、葬礼に参列する親類縁者はまれである。昔も今も、長島で苦難の人生を越えた者の思いは、空の風に乗って二つ岩をくぐり抜け、帰るべきところへひとり帰っていくにちがいない。

木尾湾のいきものたち

木尾湾に生息する生物をみてみよう。

私が入園した十歳のときから、学校でも双葉寮でもいじめられて、よく寮の前の柳の木の下で泣いていた。木の幹からセミが飛んだかと思って宙に眼をやると、驚いたことにその瞬間、何かが空からぱっと海面へ落ちて、またぱっぱっぱっぱっと三段跳びみたいに飛んでいくではないか。いわゆるトビハゼである。

潮が引くと、右手はものすごく大きくて左手がかわいいカニ、シオマネキが穴から出てきてラジオ体操を始める。「いち、にっ、さん」と順番に何十匹も穴から姿を現すと、そろって大きなハサミを上下に動かして横歩きの行進が続く。何かばかにされているようでおかしくなってくる。ほかにはドンコハゼとかマハゼとか、小魚がすいすい泳いでいたり、大きな貝がシオを吹きながらもぐったり砂地を這うように泳いでいたり、それは水族館のような面白さである。

それから木尾湾には、いまでは天然記念物になっているカブトガニが住んでいた。小さいカブトガニを見つけて寮にもって帰ると、これがまた異臭を放つので「くさい」といってみんなに嫌がられる。残念なことに、この生物が珍しいものであっても、持ち帰るわけにはいかなかった。

いちど壮大な風景を見たことがある。それはボラの追いこみ漁だ。体長一メートルぐらいのボラの大群を木尾湾に追いこんで、入り口を網で仕切り一網打尽にする。私たちもみなが自前のヤスをもって、浅瀬を逃げまどうボラを目がけて刺すのであるが、硬いうろこに負けてヤスがひん曲がったり折れたりして、たまたま跳ねあがったボラを見つけて手でつかまえようとしたけれども、尾で一撃食らってそれどころではなかった。この地方ではボラは出世魚で、めでたい正月料理に食べる習慣がある。正月前の追いこみ漁でひと稼ぎすると、新しい年が良い年になるというわけで、それは漁師にとって一大行事であった。ボラ漁のある日は光明園じゅう大騒ぎで、患者と職員までこぞって海岸へ出てそれを見学していたが、あれだけの魚がいるのに、一匹たりとも捕まえることができないこともあったという。

光明園のところどころにある小さい岬には、「ボラの見晴台」といわれる物見やぐらを建てるため小石を敷きつめた場所がいくつか残っているのをみると、島では昔からこのような追いこみ漁があったらしい。しかし、私が光明園で暮らす長い間に、追いこみ漁を目の前で見たのはたった一度だけであった。あれからこういう壮大な漁の話はうわさにもあがらなかったように思う。

湾には双葉寮、学校、静養室、病棟の計四か所くらいから下水が流れてくる。いまのように下水処理がされていないので、混じり物が入った泥水である。「海が汚れる」と、漁協から園には何度も文句があった。これもひとつの差別だと患者たちは憤慨したが、確かに自然を汚していたことは間違いないだろう。邑久《おく》長島大橋を建設するさいにも「入会権《いりあい》」の問題で漁協との交渉が続いた。人の権利を守るだけではなしに、生き物や土、水、空、自然すべてに思いをはせなければならないのである。

近年この小動物、小生物がいなくなっていくのに気づいた。それもしだいにいなくなったのでなくて、急にいなくなったのである。この時期は、光明園、愛生園の家屋を建てかえたり、病院などの建物をコンクリート化し施設を整備する移行期にあたっていた。古い建物をとり壊して空き地になった学校前の広場に、土木業者がコンクリートミキサーのプラントを二機すえ置き、施設拡張の拍車にのって工事はフル回転していた。そのコンクリートミキサー車やミキサーの機械は、作業が終わると水できれいに掃除されて、コンクリートの混じった汚れた水はそのまま海へ流していた。海洋汚染防止法もなく、園にまだ浄化装置もできていなかった時分である。そのコンクリートの洗礼を被った小動物、小生物はまたたくうちに消えていなくなった。

その反対に、牡蠣《かき》の殻が木尾湾の両岸にびっしりとピラミッドのように積まれる景色ができてきた。もうここは、漁をする湾でもないし、職員が通勤する湾でもないし、一日二回、ポンポン船が郵便物を運ぶ郵便航路でもなくなってしまった。瀬溝《せみぞ》に邑久長島大橋が完成するのを待つまでもなく、ここで生きてきた生物たちはその生命を絶えはたしてしまった。

それを暗示するかのように、光明園、愛生園の入所者の人数もしだいにさびしくなりつつある。光明園の入園者総数は百数十名あまりになってしまい、園の催しも、みんながそろって出かけなければ行事にならぬありさまである。ときにこうしてひとり、木尾湾が生き生きとしていた当時、大勢がここで療養生活をすごした昔を懐かしく思い浮かべてみる。

「らい予防法」は、確かに「強制隔離」という過酷な運命を療養者に強いていた。長い患者闘争で勝ちえた法律「ハンセン病基本法」が制定されたいま、解放をうたってはいるが、「強制保護」という真綿で首を絞められているような息苦しい生活をやむなくされている。「隔離」も「保護」も、閉じこめるということには何ら違いはない。前法では国に管理され、新しい法律の下では自分でない自分、いわゆる弁護士や有識者に頼らざるをえない日々が続いている。閉じ込められている「保護」も、「隔離」のうちではないか。

じっさい、療養所では、医者、看護師や介護士が足らない。患者数が減っていくのに不思議な現象ではあるが、この病気の不自由度は加齢にともない年々重くなるので、看護、介護にはまことに多くの手を必要とする。

こんど三階建ての治療棟が建つ。そこでは近代的な医療、看護が行われると約束されている。その施策の一つだろうか、療養所内では入所者一人一人に対し、「私に対する医療」の一つとして、「エンドオブライフケア」と題する終末期のアンケートを実施している。「経口栄養の点滴はしますか?」「胃ろうはしますか?」「呼吸器はつけますか?」「生命維持装置は必要ですか?」などなど。こうした専門用語でなく、もっとかみくだいた言葉を用いて、看護師たちが日時を変え、担当者を変えて、二度も三度も聞きとりに部屋を訪れる。そのときの答えが終末期医療の本人の意思となるらしい。最終的には診察室で管理職員、看護部長、看護師数名が立ち会いのもと、医師が本人の希望であることを確認し、そのむねカルテに書きこむことになっているそうだ。

いまヒィヒィいって寝ているベッドの脇で、同じ質問を繰り返されると、自分が死の床まぢかにあるように思えてくる。まるでさっさと逝《い》ってくれといわんばかりに、死ぬのを急がされているような気持ちになる。ほとほとしんどくなってきて、自然に任せてくれ、と私は答えた。誰かれのせいではなく、組織のなかに、それを指示する者がいるはずである。しかし、一般社会の医療のあり方と療養所のそれとを同じに扱うこと自体、無理があるのではないか。新しい治療棟を造ることばかりに専念して、生身のいのちと真摯に向きあう姿勢が稀薄になってはいないだろうか。

人生のほとんどをここで一人すごしてきた者にとって、行政や組織の管理下にある医療は望まない。看護は人が直接する事柄である。温かい真心のこもった手がほしい。揺るぎない安心とその信頼を願うかぎりである。


木尾湾の岸ではときに、山高く積まれた白い牡蠣の貝殻が「賽《さい》ノ河原」の積み石のように突然、音を立てて崩れることがある。それをひとごとのようにみているわけにはいかない。ここで生きとし生けるものとしてどうすればよいのか、終末の毎日をもっと身近なこととして受けとめている。

木尾湾に小生物が戻ってくるのはいつの日になるだろうか。失ったものはもう返ってくることはないけれど、この病み老いた私にも、ひとかけらでもよいから、もっと人らしい心の温かさが戻ってきてほしいものである。

第二部

幼い日の祖国

チギと黄色いマックワ

私の故郷は慶尚南道釜山府東莱群南寿里《けいしょうなんどうぶさんふとうらいぐんなんせいり》、釜山から東莱温泉に向かう街道の途中にある小さな部落であった。

石垣の建つ家々を脇にみて、ポプラ並木のその道をほんのときおりバスが通っていく。ハラボジ（祖父）の家は、少し小高いところに建っていたので、道路を通るバスや荷馬車など人の姿が家の軒下からでも眺められる。このあたりは農村で、家の周りは広々とした田園地帯なのだが、近くには入り組んだ湿地帯の入り江がいくつかあって、山からも海からも強い風が吹きこんでくる。そのためか、わらぶきの家々は小石を積み上げた石塀で全体が囲われていた。したがって部落の路地は石垣の道で迷路のようにつながっている。

部落の中心にちょっとした広場があって、ときおりなにかの「市」が立つ。農作物から日用品まで、いろいろなものが売られていた。ときには「朝鮮飴」（米と酵母菌で作った練り飴。熊本名産とは別物）売りがやってきて、チョッキン、チョッキンとハサミを鳴らし、かーん、かーんとドラを鳴らすと、部落の子どもたちが集まってくる。炉蓋《ろぶた》にしいた飴をカンナの刃で端から切って売りわたす。お金を持ってなくても、鉄くずやぼろ布を持っていくと、それなりの飴と変えてくれた。田舎の子どもたちにとって何よりの楽しみであった。

晩秋のころである。一人の老人がわらぞうりをはいて、チギ（背負子《しょいこ》。背中の長さほどの木の枝を二つ組み、その間に編んだかごを載せて、布で作った肩ひもで背中に背負うもの）をかつぎ、とぼとぼと畑にやってきた。老人のパジ（男性用ズボン）は、身につけてから月日もだいぶたっているようで、ところどころ擦れて継ぎが当たり、褐色の汗じみが浮きでて、ずいぶんとくたびれていた。それもそのはず、朝起きてから農作業に明け暮れ、毎日同じものを着っぱなしで暮らしているのだった。

この畑はもとより自分の土地であったのだが、いまは人手に渡っていた。老人は、チギを木陰に立てかけると、すでに先にやってきていた畑の持ち主のそばに行って、「何か手伝うことはないか」と日雇いの仕事を尋ねた。すると、いろいろと作業を頼まれたようで、何か繰り返しうなずいている。その畑の持ち主は、老人の友だちである。つね日ごろ仕事を世話してもらったり、相談ごとを持ちかけたりして、お互いに助けあって暮らしていた。

老人の息子は、以前から日本で働いていたが、数年前、病気になって養生のためにしばらく祖国へ帰ってきていたのだった。一家は収入源である若い働き手に休まれたため、暮らしが成り立たなくなり、老人はしかたなしに持っていた家屋と土地を手放したのである。その畑の一部を買いとってくれたのがこの友だちであった。老人は他の地主の小作人として働き、いくらか報酬をもらってはいたが、ときにはこうして農作業を手伝って収穫したものを分けてもらう、そんな生活をしていた。

畑のあぜで話しこんでいるうちに、ひょいっとチギのかごから、年格好にして五歳にも満たない小さい男の子が顔をのぞかせた。そして、いきなり飛んで出たのである。この子の出で立ちは韓国服やゴムシン（ゴムの靴）などではなく、シャツに半ズボン、それに運動靴をはいていた。急いで老人のそばに駆けよると、「ハラボジ、ハラボジ」とさかんにどこかを指差している。老人は顔を寄せて、なんだ、と聞いてみると、畑のほうを向いて指差す先には、真っ黄色の大きな瓜がひとつ、実をつけていた。

それを見ていた友だちは、「坊、あれか。あれは綺麗やけんど、おいしくないよ。こっちの緑色のシマ模様したマックワ（真桑瓜《まくわうり》）のほうが甘くて極上ものだよ、これをとってやるからな」と言う。けれども、「こっちの黄色いほうがいい」と子どもは駄々をこねるのだった。老人も根が尽きて、しかたなくうなづくと、友だちはさっそく黄色いマックワ瓜のツルをカマで切って、孫に渡してくれた。子どもは両手に余るほどの黄マックワを大事そうに抱えると、またひょいっとチギのかごの中に入ってそれっきり出てこなくなった。

すると、そのへんにいた同じような年格好の、はなたれ小僧たちが集まってきて、「いまのあれはなんだ」といわんばかりの騒ぎになった。「あれは誰か」と聞かれた老人は、「日本に行っていたわしのせがれの息子だよ。わしの孫だよ。せがれが病気をして、韓国に帰ってきている間、いっしょにわしの家に住んでいるんだ」と話し終わるやいなや、子どもたちは「わっ」とチギに近よってひょいと中を覗きこむと、また蜘蛛の子を散らすようにささっとこちらに戻ってきた。「あの子、はなをたらして、マックワを抱えてもう寝ているでぇ。コックリコックリしているわ。おかしな子やなあ」と話して、子どもたちは遊びの続きをしに畑の向こうへ走っていってしまった。

老人は、友だちに頼まれた仕事に戻り、せっせと土手の草を刈り、残ったサツマイモを掘り起こし袋につめて、クワやカマを片づけその日の仕事を終えた。

やがて、鳥も鳴いて日が落ちるほうに飛んでいく時刻になったころ、「すまんなあ、孫にまでマックワ瓜をもろうて」と礼を言うと、友だちは、「いやあ助かったで、仕事手伝ってもろうて。マックワは美味いからな。これみんなで食べや」ともう一つ大きな瓜を用意し、「これは売りものにはならんけんどな、まだ食べようと思ったら食べられるから、選《よ》って食べてくれや」と粒のそろわないサツマイモを袋にいっしょに入れて持たせてくれた。「わるいなあ、こんなにしてもらって、いつもすまんな」と繰り返し頭を下げて、老人は帰りじたくをした。

夕暮れのなか、鳥も急いで西へと飛んでいく。老人はチギをかついで歩きだそうと、もらったくずイモやマックワ瓜をチギの肩ひもにしっかりと結わえつけた。ふっと中を覗いてみると、はなをたらした坊主頭の孫が黄マックワを大事そうに抱いてすやすやと眠っている。老人はかぶっていた帽子を孫の頭にかぶせ、チギを肩に背負って重たい足を引きずり、帰りの道のりを夕日に背を向けて影のほうへと足を速めた。

疲れた身体には平地がどこまでも続くかのようで、家路がはるか遠くに思える。道すがら、いつもの見慣れた景色ではあるが、夕焼けに暮れたこの畑が、老人には、ことさらいとおしく感じられるのだった。

広い畑には、真ん中をズバッと断ち切るかのように、一本、白い道が通っている。ここは、日本の朝鮮総督府が、鉄道を通すために線路の予定地として工事を進めた箇所であった。釜山に向かうのか、どの線につながる鉄道なのか、土地の持ち主である農民にはなんら説明もなく、鉄道用地として強制的に没収されてしまったのである。農民たちは、自分たちが長年かけて精魂こめて耕してきた農地が、何の補償もなく、ただ無造作につぶされ、埋められて形を変えていくのを痛恨の思いで見つめるばかりであった。

老人にとって、大切な一人息子を日本に送り出し、せっかく向こうで働いて稼いだ金でやっと手に入れた畑である。それがこのように鉄道を通すための道にされては、聞くにもまったく理不尽のかぎりで、無念としかいいようがない。

土地をとられ、国をとられ、言葉をとられ、名前をとられ、そして仕事もとられて、朝鮮半島の若者は食いぶちを探し生きるために日本へ行かざるをえなかった。これが植民地にされた民の当時の生きるありさまであり、時代の運命であるととらえるほかに、その土地の者たちには選びようがない生き方だったのである。

ふと空を見上げると、鳥たちが群れをなして夕日へ向かって寝ぐらに帰っていくのが見える。老人は再び夕日に背を向けた。そして、黄色いマックワ瓜を抱いた孫を入れたチギをしょって、いたんでちぎれかけたわら靴を引きずりながら、チギの支え棒を杖がわりにしてとぼとぼと、鳥とは反対に、暮れなずむ影のほうへ帰っていく。道の前に映る老人の影はしだいに長くなり、やがてそれは物陰へとまぎれて薄闇のなかに消えてなくなってしまうかのようだった。

それでもチギの中には、小さい孫がマックワ瓜を後生大事に抱きかかえてコックリコックリと寝入っている。家に帰ればお腹を空かせたこの子の姉や妹たちもいるし、家族も待っている。早く帰らねばならないのだが、土ふまずが土に食いこむほど足どりは重く、道が長い。それにしても日の暮れは早い。

老人はひとたび立ち止まり、チギの重みで丸くかがんだ背を起こしたかと思うと、破れたわらぞうりをせかすかのように地面をこすり、自分の影を踏みしめて一歩一歩と家路へ急いだのである。

布にくるまれた妹

私が五歳のころ、両親の事情があってか、日本に住んでいた私たち家族は、故郷、釜山東莱に帰ることになった。関釜連絡船で海峡を渡り、朝鮮半島の先っぽ近くにある祖父母の暮らす部落までは、バスを乗り継ぎ一日がかりの旅であった。家族そろってのこの旅が最初で最後になるとは、誰も思っていなかっただろう。この土地で一年くらいをすごしたと思う。

母もいっしょに帰ったのだが、すぐにほかへ移されたのだろう。別れらしき言葉も交わさぬまま、気がつくと私たちだけが残されていた。私と姉、妹二人は祖父母と母屋で暮らし、父は離れで療養生活をしていた。

街道筋から石垣のある路地を入って少し坂道を上がっていくと、一角に木戸がある。これが祖父母の家だった。家の周りは石垣でぐるりと囲ってあり、まるで小さな要塞のようにみえる。中に入ると右手に柿の木が一本あって、その奥の小高いところに大きなあんずの木があった。家の敷地には、縁側まで飛び石がしいてあり、天気の良い日には固めた土の上にむしろを引いて、雑穀や豆や唐辛子などを干すのである。門の左側にある赤土と石灰を練って作られた「肥えつぼ」は、便所も兼ねている。横には牛小屋があって、その隣にこじんまりとした離れがあり、アボジ（父）はこの部屋で寝起きし、食事も運んでもらって一人で生活していたようであった。

南向きの別棟が母屋で、入り口の土間にかまどがしつらえてある。次に広いオンドル（床暖房）の部屋があり、そこで家族が寝食をともにする。冬はとても暖かい。当時、かまどは主に松の落ち葉を焚くので、土間には一年じゅう、みんなで拾い集めた松葉や小枝が山高く積んであった。オンドルの部屋の隣には同じくらいの広さの板間があって、そこでは家仕事をする。砧《きぬた》をたたいたり（布を打ち柔らかくする）、縄をなったり、こも（むしろ）を作ったり、黒くピカピカに光った床板の上で家人は夜なべ仕事に精を出す。板間続きに、ふだんは物入れに使う小部屋があり、その端の外側にオンドルの出口の低い煙突があった。

かまどの土間から表へ出ると、近くに一坪くらいの土塀で囲っただけの瓶《かめ》置きがある。そこには、子どもの背丈ほどの大きさのふたのついた瓶から小さなものまで通路を挟んで両側にいくつも並んでいて、中には、みそやテンジャン（醬油）、コチジャン（からしみそ）、調味料が入っている。それからいろいろな種類のチャンジャ（塩辛）、キムチ。なかには甘みそもある。それをつまさき立ちして盗み食いするのが何よりの楽しみで、みそについた指あとを見つけられ、よくハルモニ（祖母）に叱られた。年に一度、親戚や近所の女性たちが集まって、いっしょにみそや醬油を造ったりキムチを漬けたりと、寄合をしていたのが懐かしい風景である。

ハルモニは大きな平鍋で毎朝ごはんを炊く。子どもたちがかまどのところで頑張って待っていると、炊きたてのごはんを順番に器に盛ってくれる。韓国の風習では、まずハラボジ（祖父）、アボジ、そして長男の私。麦が入っているけれど、白いコメは男の椀に盛られる。あとは、がちゃがちゃっと混ぜてしまって麦飯をみんなで食べる。

かまどで炊くので、いい具合におこげができあがると、鉄釜に張りついたごはんをアワビの貝がらでこそげおとし、それを握ってもらいおやつにしたものだった。あとかたづけの釜には、冬瓜《とうがん》の実をえぐって干して作った「手汲み」でお水を入れて、ひと炊きするとおこげが浮いて褐色のお茶のようになる。それをすくって飲むのだが、なんとも香ばしくておいしい。ハルモニは、それを孫たちに嬉しそうに食べさせてくれた。

八歳の姉もよく台所に立って、晩は母屋の板間の作業場で手伝いをする。妹たちはまだ乳飲み子と、もう一人は三歳くらいだったから、遊び相手にはならず、私は一人、家のなかを駆け回っていた。そのうち、私が半ズボンにシャツという珍しい格好をしていたので、近所の子どもたちが誘いにくるようになった。つるんで裏山へ行って、「これ食え」と松の皮を差し出され、言われるがままかじったのだけど、なんとその渋かったことか。ハングル（韓国語）がわかろうとわかるまいと、みんなは面白がって私とよく遊んでくれた。ごはんを食べて寝るとき以外はほとんど表を飛び回っていた。

そんなある日、小春日和の温かな午後のこと。いつものように山へ遊びにいって帰ってみると、家はなんだか変な様子で、ハラボジもハルモニも姉も妹も、肩を落として縁側に集まっていた。もの珍しげに覗いてみると、私には縁側のひびのいった床板しか見えない。日差しが板の隙間に差しこむと、縁の下が透けて土の上に、切れ目がすっと刻みこまれたかのように、鋭い影を映していた。

そこへハルモニが、ぼろにくるんだ包みを抱え、黒光りする縁側の廊下の上にそっと置いた。西に傾いた日差しのなかでそこだけは、ぽっと、まるで天使が舞い降りたかのように温かい光が当たっているのをみんなが見つめていた。

ハルモニがそっとぼろ布をほどくと、小さな赤ん坊が顔を見せ、素裸の身体が姿を現した。末の妹である。

母親がいなくなってから、しばらく乳が飲めずに、オモユとか何かで世話をしていたが、病気か栄養失調か、よくわからないけれど、日に日に泣き声が弱ってしまい、ここ数日はその声も聞けなくなっていた。

乳色というか、白い塊が産毛をキラキラさせながらぼろぼろにくるまれているのを、みんなが覗きこんでいるわけである。よくよく見ると、何か動くものがある。白い蛆虫が、動かない赤ん坊の手とか、足とか、身体のあちこちから、日向《ひなた》のぬくもりに誘われたのか動きだして、身体の上をはっている。みんなは、それをじっと目を凝らして見つめていた。

ハルモニが、「よく見とき、お別れだよ。これが本当のお別れのおしまいだよ」と、もう一度声をかける。子どもたちは何事かと、初めて見る様子に身体を固くこわばらせていた。蛆虫が動いているぼろの中で、小さい赤ちゃんが透き通った肌に産毛のような髪をキラキラとさせて横たわっている。

ハルモニはそう言ったあと、ぼろをまたたたみかけ、送り仕度をした。そこへハラボジがチギを抱えてやってくると、そのかごの中へぼろ布にくるまれた赤ん坊を入れた。そして、物も言わずに腰を曲げて、残された家の子どもたちのほうをじっと見ると、チギを横に背負い、家の門を出ていった。

妹との別れだった。

しばらくしたある日、山で遊んで帰ってみると、家の石垣のところで中を覗きこむようにして女の人が立っていた。手ぬぐいを頭にかぶっているのだが、その顔には眉毛がなくノッペラボウで、さびた銅のように青黒い顔色をしている。

私は驚いて家の中に駆け込むと、「お化けが来た。子さらいだよ」と叫んだ。すると、その声を聞いていた女の人は、石垣にもたれて、身体を震わせて泣いていた。

あとで知ったことだが、その女の人が私たちのオモニ（母）である。おそらく、残していった子どもたちのことが気がかりで、会いにきていたのであろう。すでに乳飲み子の妹は亡くなり、姉ともう一人の妹の顔を見ることもなく、オモニはその場を立ち去ったのであった。

それから、いま私はオモニと同じ病気になって療養所で暮らしている。私の療養生活も七十年を越した。この間、さまざまな人を見送ってきたが、末の妹との別れほど悲しいものはない。小さな亡骸《なきがら》に蛆虫がはっていたその姿が、いまでも鮮やかに私の脳裏に焼きついている。

幼い「三重連」

春が来ると、白い柿の花やうす桃色のあんずの花が咲いて、向こうに見える街道のポプラ並木の緑はきわだって美しく、日に日に色濃くなっていく。

故郷、東萊で暮らすようになってから数か月あまりがすぎた。アボジ（父）は患《わずら》っていたので、あいかわらず、離れで戸を閉めたままの無言の生活であった。ハラボジ（祖父）はときどき、山へオンドル用の松の落ち葉かきをしに出かけたり、仕事で地主の畑の農作業を手伝っていた。たまに家族の食糧のために、石垣のなかにある小さな畑を耕して日中をすごす。ハラボジがときおり作業の手を休め、みみずや虫を見つけるなりぽいっと脇へほうると、冬眠から覚めて隠れていたカエルが土の寝床から跳び出し、それをパクッとくわえて逃げていく。

子どもたちは、親の病気とか、妹が死んだこととか、そんな家の事情よりも、春が来たことのほうがよほど嬉しくて、そこらの花を摘みに出かけたり、手にいっぱいの花輪を作ったりして毎日をはしゃいですごしていた。

田舎の暮らしは、季節が移るとそれに合わせて生活の様子も変わっていく。温かくなるとともに、冬の間、部屋で子どもたちが使っていた瀬戸物の「おまる」は使えなくなる。臭いはきつくなるし不衛生なので、気温の上昇には不向きなのだろう。

便所は、門の石塀付近にあった。農家では、便所と「土壺」（肥溜め）を兼用にしているため、家畜小屋と隣りあわせに作られていて、牛の糞尿もそこへほうりこむ。だから、母屋からだいぶ離れた所に造られていた。これからは、私たちも毎回そこまで用足しにいかなくてはならない。そうなると、妹がいちばん困った。まだ小さいので、一人で便所へ行くのを怖がったのである。妹が「お便所に行きたい」というと、姉と私が連れだっていっしょにいくことになる。

母屋からそこまでは子どもの足で六、七メートルほどであろうか。便所は板塀で囲ってあるだけの簡単なつくりで、戸は立てかけ式。いつも戸口が開いている。もちろん屋根はわらぶきで、中はひんやりとしている。独特の臭いと暗さで、子どもたちが嫌がる場所であることは間違いない。

その中にある「土壺」は四角い作りで、一坪ほどの大きさであった。中ほどに丸太が一本横に渡してある。その上に踏み板が二枚乗せてあり、踏み板に片足ずつ置き、またいで中腰にしゃがんで用を足す仕組みになっていた。板は何にも固定されておらず、うまく乗らないと不安定で、足元がぐらぐらして危ないので用心するのは当然である。

子どもたちはできるだけ中に入ろうとはせず、板がかけてある盛り土のきわあたり、戸口のところで立ちどまってしまう。ましてや、三歳の妹などは小さな足を片足ずつ伸ばしてはみるが、尻をかがめてしゃがむこともかなわず、つかまる取っ手もなく、土壺をまたいで、ただぶるぶると立ちすくむだけである。だから、妹は一人ではできず、そのつど私たちを引っ張りこむのであった。

そこで私は、三人いっしょに板に乗ることをおもいついたのである。妹と私の体重をあわせたのが、姉の体重と同じくらいになるので、ちょうど安定が良い。子どもの知恵であろうか、入り口近くの先頭に小さい妹、真ん中に私が入って妹を抱え、いちばん奥、最後尾では、姉が私の体を支えて身構える。こうして、三人連なって用足すことがいつしか習慣になったのである。それまで、一人でもうまくやっていた姉までが、安心なのか、しばらくの間は、お互いを頼りにするようになった。

当時はお尻を拭く紙などはなく、わらすべ（わらしべ。稲の穂の芯）を束ね、たたいて柔らかくしたものが入口にぶら下げてあって、それが落とし紙の代わりになっていた。用を足したあとは、それでお尻を拭くのであるが、なかなかうまく使えずに、手にいっぱい汚物がついてしまうことがあった。そのまま便所から出ると、ハラボジが待っていて、「汚い。井戸で手を洗え」とおおいに叱られたものである。

やがてそういう生活にも慣れ、庭の柿やあんずの花も散り、梅雨の雨をしのいで夏を迎えた。あんずの実が熟する、雨のよく降る日には、三人が部屋のなかで頭を並べて耳を澄ましていると、ぽとっと音がする。「それいけ」と雨のなかを飛んでいって、あんずの木の下へ駆けつけると、そこには熟した実がポッネンと落ちている。早く駆けていった私の取りぶんである。それが一日に一個どころか、いくつも落ちてくるので、しまいには妹や姉と分けあって食べても余るほどになった。「お腹をこわすからいいかげんにしなさい」というハルモニ（祖母）の言葉をよそに、子どもたちは、落ちる音に耳を澄ませては駆けっこをして、先に見つけたものからあんずを口にほおばり、初夏の日、雨のよく降る季節をそれなりに楽しんだ。

やがて、そんな季節がすぎたころから、異変が起きたのである。子どもながらも、家の様子がなんだかおかしくなっているのを感じていた。

ある日、いつものように友だちと山で遊んで、夕方に帰ってくると、妹がいない。どうしたのかと姉に言い寄ると、じっと下を向いて、おし黙っている。ハルモニに聞くと、「ちょっとな、親戚にもらわれていったよ。またすぐに戻ってくるよ」という。けれど、姉は悲しそうな顔をしてうつむいたままであった。私には、別に妹がおろうとおるまいと、遊びに事欠くこともなかったので、そんなもんかなあと思い、ただ、「そう」とうなずいた。

夏が来ると、山へ行ってアケビを採ったり、セミをつかまえたりと、いろいろな遊びがある。近くの海岸は入り江になっているから、潮が引いて浅瀬になったら、手づかみでカニや魚を捕まえたりした。私にしては毎日が見知らぬ世界だったから、遊び天国であり、自由にとんで歩けたらそれだけで面白くて、いなくなってしまった妹のことを案ずることもなく日をすごした。

妹がいなくなってしばらくした日暮れどき、セミ採りや入り江遊びにも飽きて腹をすかしてとぼとぼと家に帰ると、薄暗い母屋はいつになく寒々としていた。「ごはんちょうだい、腹へった」と言っても、家の中はしーんとしている。「おかしいなあ」と納戸を通ってかまどを覗くと、ハルモニがひっそりと晩のおかずを炊いている。「姉さんは?」と聞くと、「子守に行ったよ」という。「いつ帰ってくるの」とたずねると、「ときどき帰ってくるだろう。働きにいったのだから」と答えるだけだった。

とうとう、家には姉も妹もいなくなってしまった。ほんとうに二人とも家から出ていってしまったのだろうか。私はまったくの一人だった。いつまでたっても姉が帰ってこないので、ごはんを食べながら、「どこ行ったんや、みんなどこ行った」と繰り返し聞くと、ハルモニは「帰ってくるよ、そのうちにな」というだけで、忙しそうにあとかたづけを始めた。

その夜、ハラボジとハルモニと三人で床をとった。それからの私は、ハルモニの膝にくっついてなかなか離れようとしなかった。私につきまとわれて、夜なべ仕事をするのにずいぶんじゃまになっていただろう。しかたなしに、私もハルモニを気づかって、わらたたきを手伝ったりしたが、やはり一人ぼっちでつまらないことこのうえない。

アボジは閉め切った離れで暮らしていたし、牛小屋にいた牛も売り払っておらないし、妹も姉もいなくなって、いちばん小さい妹はこの世からあちらへ行ってしまった。それっきり、姉も妹も帰ってくることはなかった。それから、再び日本へ渡るときまで、私はその家で、ハルモニとハラボジとすごしたのだった。

秋がやってきて、アボジは再起を図り、神戸の工場へ働きにいくことが決まった。すると、親戚が世話をしたのだろう、僕の二度目のオモニ（母）がやってくることになった。ハラボジの本貫《ほんがん》（本籍地）である慶州出身だが、ぜひ日本へ行きたいという。縫物が得意であるその人は、嫁入り道具に、ぴかぴかのシンガーミシンを一台、風呂敷に包んで、頭に載せて運んできたのだった。

私は新しいオモニができることなどなんとも思わなかった。しかし、アボジと日本で暮らすというのを知って、そこへ行ったらまた姉や妹たちに会えるのではないかと、そんなささやかな希望をもったのである。しばらくして、アボジと新しいオモニと私で日本へ渡り、神戸で暮らしていたが、一九四一年、アボジが亡くなり、義母はその直後に離婚手続きをすませると、実家のある慶州へと帰っていった。

それからまもなくして、私は岡山の療養所へ来た。会えると思って日本の土を踏んでも、別れた姉、妹とは、それきり顔を合わせることはなかった。

故郷の地で、姉と妹は庭の隅っこでよく二人、遊んでいた。ホウセンカの花が咲くころには、その花をつぶして爪にのせて、桃色に染める遊びをしていた姿を憶えている。


そしていま、私は療養所で暮らしはじめて七十年あまりを越した。遠い昔はなお遠くなっていくが、ときどき思い出すこともある。

鉄道の話に、「三重連」というのがあった。それは、蒸気機関車の時代、急勾配を越せないときに、特別に機関車を三台も連結して走らせる。一台では越せない急な坂を、三台の機関車が連なると長い貨物列車を引いて登りきることができた。

幼いとき、田舎で姉と妹の三人でいっしょに便所へ入って用を足したことが、まるで「三重連」のようなものではなかったかと想いあわせることがある。

元気なころ旅行好きで夜行列車に乗ることがしばしばあった。踏切を通るときの警報器、遠い山々の影、夜明けの民家や田んぼや畑、次々に通りすぎていく風景を目にして、ふと、いろいろなことを想ったものだ。通過駅を列車が通りすぎるとき、そこには大勢の人がいても、私の見知らぬ人ばかり……。

私もずいぶん年老いて、そろそろ人生の旅を終えようとしている。終着駅のホームには、アボジ、オモニ、姉（南順）、二人の妹（南植、光熙）、ハラボジ、ハルモニが待っているかもしれない。もしも再び会うことができれば、思いきり甘えて声を上げて泣きたい。

たった一人で生きてきたつもりでいたが、私の三重連はこんにちでも、いつでも連なって、険しい渓谷を走っている。

ひなたひかげ

初期作品集

助けてやつた犬

これは、僕が、家におつた時の事です。僕のお父さんが、元氣で働いてゐた頃は冬でした。或日のことお父さんが、仕事へ出かけてから、僕が、入口に立つてゐると、どこからか一匹の犬が、寒さうにして、僕の方に來ました。これを見た、お父さんは「そんなのら犬を家へ持つて來たら、のみがうつる。」と言つて、犬の首すぢを持つて、川の中へぶちこんでしまひました。僕は、あんまりかわいさうなので、家の前において、毎日々僕がのこりのごはんを、持つて行つてやりました。それから五日たちました。僕が、何時もの通りに、ごはんを持つて行つて見ますと、今までゐた犬がゐません。僕は、「かはいさうにどこへ行つたんだらう。」と思つて方々さがして見ましたが、やつぱりゐません。このことを、お父さんに言ひますと、「よしく〵すぐもどつてくるだらう。」と言ふだけでした。或日、僕は、お父さんに、つれられて山へ遊びに行きました。或大きな道を歩いてゐると、一匹の犬が、自動車にひかれて死んでゐました。その犬は、僕が助けて、やつた犬でした。今でも犬の聲を聞くと、僕は急にあの助けてやつた犬の事を思ひ出すのです。

（一九四一年、入園して初めての作文）

ひなたひかげ

×月×日、今日も又津島君が來てくれた。そしてこんな面白い事を言つた
「あのね君、木から落ちた猿はどうしただらうね」

「そら痛いと思つてお尻をなでてゐただらうよ」

何んて馬鹿々々しい事を言ひ出すんだらうと思つていたら、

「それもさうだらうがね、僕はねその猿は落ちてからぼんやり月を見てゐたと思ふよ」

と、何時もの彼らしく言つた。その言ひ方が妙にしんみりしてゐたので、思はず目の痛いのも忘れて笑ひ出してしまつた。彼も笑つた。

そして昔なつかしいものを感じた。友は本當《ほんとう》に嬉しいものだと思ふ。

×月×日、誰だ、俺の眼を握つて離さないのは、
力のある手でギユウと握りつぶされるやうな痛さだ。
痛い、離せ、畜生、痛いぢやないか
ああ神様、
私の爲に毎日忠実に働いてくれた眼を
どうしてこんなにいじめるんです。
神様お助け下さい、

そんな泣き言は言はないぞ、
俺の眼、俺の苦痛だ、
しかし痛いなあ、
眼が握りつぶされそうだ、
ああ、神様痛い………

×月×日今日は暖かさうだつたので起きてみた。三十五日近くも寝てばかりゐたので、生れたばかりのヒヨコのやうに、腰がぐら〳〵足がふら〳〵して、自分の事ながらおかしくて仕方がなかつた。誰れもゐない室《へや》の中を動物園の動物のやうに、行つたり來たりしてゐたら体がだるくなつた。晝《ひる》から又熱が出て目が痛みだしたので、床の中に入つた。
はだしで砂濱を思ひきり走つて見たら、どんなに氣持がいいだらうなあ。

（一九五〇年）

私の顔

「君の顔を見ていると憂鬱になる。」
二三年前頃、私はよく人からこう言われた。幼くして親を亡《な》くし、そして病氣になつた悲しみが、そうさせているのかも知れないと思つていたが、自分で意識して額に深い縦皺を寄せた暗い顔をつくつていた覚えはない。たゞ大きな翳《かげ》を見つめて考えているだけである。昨年は眼を患い神經痛や熱瘤《ねつこぶ》で苦しんだ。毎日泣きながら苦痛と戦つた。それから愈々《いよいよ》私の顔は變《かわ》つて、人は淋しそうに見えると言う。しかし私には親がなくとも、兄弟達と遠く離れていても、病氣が進んでも、深刻に淋しいと思つた事はない。それは私と同じような人間の中に住んでいるからである。だから私は常に人にも自分にも愛情の持てる人間になりたい。苦しみと悲しみに歪んだ暗い顔、私は何時までもこんな顔をして生きていたくない。せめて死ぬ時だけでも明るい顔になりたいものだと思つている。

（一九五〇年）

寝台の凹《くぼ》み

病室の裏庭に寝台が一つ干してある
誰れが死んだのだろうか
それとも快《よ》くなつて退室したのだろうか
いづれにしてもマットの凹《くぼ》みが痛々しい
幾人《いくたり》の人が
その生と死の苦しみを
この一つの寝台に記しただろうか
絶《つ》きざる宿命を

繰返し繰返しているマットの凹みには
報いられなかつた
みたされなかつた
めぐまれなかつた人生のなげきが
聲《こえ》なき魂のつぶやきが
陽炎《かげろう》に似てか細くゆらいでは消えて行く
淋しさがある
病室の裏庭に寝台が一つ
又忘れられて行くマットの凹みのかなしみは
静かな秋の陽の中にもあつた

（一九五一年）

眼

廊下で日なたぼつこをしていると、菜の花が咲き、白い蝶々が飛んで來そうな暖い小春日和だつた。二ヶ月近くも目を病んでいたのが痛みもあまり感じなくなつたのでそつと眼帯を外してみた。そして片方の目をつむり、左の悪い方の目で青い空を見上げると夕焼空のように赤かつた。赤い視野をテニスコートの向うの松林に移してみた。その時、〃あれ〃と思わせるものを發見した。松の幹がみなゆがんで見えるではないか。これは變《へん》だといゝ方の目で見るとそうは見えない。もう一度悪い方の目で確かめて見てもやはりくね〳〵とゆがんでいる。目の前の屋根を見てみた。面白い、海のやうに幾つも波うつている。外に出て向うの電柱を見てみた。解けかけた飴ん棒のようにくねりとゆがんでいる。—すべての景色がゆがんで見える。赤くよどんで見える目—

ふと、そんな事を考えてみるとわけもなく淋しくなつた。

あの日と同じような暖い日和の廊下で、殘された一つの目で青い空、テニスコートの向うの松林、赤い屋根、電柱などが變《かわ》らずある景色を見ることができる。そしてゆがんで見えていた目からはもうすべてが消えてしまつた。しかしあの時感じた失つていくものへの愛着とそのさびしさは今なお暗い翳《かげ》となつて殘つている。

それはもう失つてしまつた目ではない眼の物事を正しくみつめようとする眼と、ゆがめてみつめようとする眼をまだ自分自身に持つているからなんだろう。

（一九五一年）

トロツコ

トロツコが止つて人が散り
息が止つて
一つ二つ三つ……二十……三十……

どかん、どどど………
赤土がむくれて石が躍つて
崖が崩れて息を吐く、

トロツコごとんごとん又動く
一台押すと二十円…
十台押して飯を喰ひ
二十台押して煙草を吸ひ
三十台押してかかあと餓鬼に喰はし
重い四十台は日が暮れる

焚火が消えて日が暮れる
短い冬の日が暮れる

（一九五三年）

ガラス戸から
この間道端《みちばた》で見かけた白梅が散つているのかと思つたら、雪の花がチラ〳〵木枯《こがらし》に舞つている日がある。

汚れたガラス戸の景色は冬の灰色にまだ眠つているように見え、春に鈍感な無花果《いちじく》の枝をゆすぶつてみたくなる日がある。

それでも冬の神様が晝寝《ひる》でもしているらしい暖い日和がある。そんな日は何んだか、冬埃《ぼこり》で汚れたガラスを拭いてみたくなる。

布片《ぬのきれ》で廊下のガラスを拭く、息を吹つかけて拭くと、キユウ〳〵とガラスが鳴る。その音は案外楽しい。

室《へや》の者はみな作業に出て誰もいない。まだ床をあげきれない一人だけの午前である。たわいのない楽しみも、ものの十分もすると草臥《くたびれ》て來る。それでも一枚のガラスがキレイになつた。手を休めて、そこから外の景色を覘《のぞ》いてみる。

銀色の太陽に空の青さはまだくもつていたが、その空を横切つた赤い屋根の背と、その横に覗いている汽缶場（ボイラー室）の煙突の頭が何んとなく春めいて見える。そして室の前の畠にある蚕豆《そらまめ》の緑が、ぐんと背のびをしたようである。まだ遠い春を、拭いた一枚のガラスから覘いたような気がして、病人にも暖い夢がもてそうな気がした。

二三日前、長島では珍しい雪があつた。廊下のガラス戸の外は、朝からしきりに雪が降つていた。灰色の雪が自然の音を消して降つていた。拭いた一枚のガラスには白い雪が降つていた。

床の中で、又暖い日があつたらガラスを拭こうと思つた。廊下のガラス戸をみんな拭き終る頃には、春になつていているかも知れない。


（一九五三年）

五十銭銀貨

なめし皮工場のどぶ川に沿つた一間道路を、八ツぐらいの男の子が五十銭銀貨を轉《ころ》がしながら走つている。暮れ近い冬の陽が銀色に光つて轉つている。何かのはずみで銀貨が、チンと音をたてて横に飛んで、赤黒いどぶ川のふちに止る。男の子は慌《あわ》てて銀貨を拾うと、しつかり握りしめ一目散にかけ出す。しばらく行つて男の子は、又銀貨を轉がしてそれを追いかけて走る。

銀貨は勢よく真直に轉がり、くるりと急カーヴして、チンと鳴つて止る。くるりチリン——くるりチリン……

男の子は夢中に轉して走る。

道路に意地の悪い小石があつた。その小石は銀貨を、どぶ川に跳ね落してしまつた。男の子は急いでズック靴を脱ぐと、どぶ川に入つた。しかし外燈に寒むそうな灯がついても、銀貨は見つからなかつた。男の子はシク〳〵泣きながら、もと來た道を帰つて行つた。

なめし皮工場のある町の、あのどぶ川は今でもあるだろうか。もし昔のままにあるなら落した五十銭銀貨と八ツ頃の夢はその底に眠つている筈《はず》である。

掌《てのひら》の中の十円銅貨のギザギザから思い出す、五十銭銀貨とその頃は何時でも懐しい。（一九五三年）

花火

「お気の毒ですが……」

最後の診察の終つた若い宿直医師はそう云つて静かに頭を下げる。キトク電報でかけつけた父親は、大分白くなつた毬栗《いがぐり》頭を、幾度も下げて洟《はな》を啜り上げる。

盆の十六日の夜、M病棟四号室の窓に、打ち上げ花火の影が掠《かす》めて消える。すると今までついそこで聞えていた盆踊りの囃子《おはやし》が、ちよつと遠くなつたような気がする。

T君が四号室に入つて来たのは、ついこの間のことだつた。腸結核の彼の体は、骸骨に紙をはりつけたようにひどく衰弱していた。ベットから下りて便器の上に坐つたまま、動かないで泣いている時など。

「大丈夫だ気を落すな、オレ達もこんなに元気になつたんだから君も今に良くなるよー」

そう云つてやるとT君は、何も云わないで苦しい微笑をした。

その微笑が花火の窓明りに、今走馬燈のように消えて行つた。


（一九五三年）

金魚

五月になつて島の療養所にも金魚屋がやつて來た。

金魚が見たくなつて行つて見ると、幾つか列べた桶に涼しい夏の影を思わせて、泳いでいた。佇《たたず》んでそれを見ている人達の顔に水影がキラ〳〵走っている。

エプロン掛けの若い女が、水色のガラス鉢に幾匹かの金魚を入れて貰って大事そうに抱えて行く。いかにも、島の生活が楽しそうである。

何時だつたか、まだ小さかつた頃だつた。ガード下の日かげに金魚屋が店を出していた。ある日、其の前にうずくまって金魚を見ていた。底をペンキで白く塗つた桶や、眞白い大きな洗面器に色々な金魚が赤や白や、黒い模様を画《えが》いて泳いでいる。五十ぐらいの老人がミカン箱に腰を掛け、客の少ない時間をぼんやり費やしている。そして時折り思い出したやうに小さな手網で金魚を掬《すく》つては桶から桶へ移している。

そのうちに電車がやつて來て、頭の上をゴーと通ると、水面が小さく震えて、金魚がとけて一つの赤い塊になる。やがてガード下に微《かす》かなひゞきを残して電車が遠くへ去ると、赤い塊がほぐれて一匹づつの金魚になつて、何もなかつたように泳いでいる。其の様子が面白いので、電車の通る度に一人喜んでいた。

日暮れに近づいて明るい西日が斜めにガード下を横切つているのも気付かないでいた。そして頭をおさへられてゆすぶられるまで夢中になつていた。ひよいと後を見上げると、工場帰りの父が立つていた。鉄と油の臭いのする大きな手に思はずぶら下る。

それから幾日かして父が金魚を買つて帰つた。小さなガラス鉢に二匹も入つており、水草も浮いていた。

私はそれを頭の上にさし上げて部屋中を踊り廻つて喜んだ。母はどうせすぐ死ぬものを買つて來てと小言《こごと》を云つていたが、父はたゞ笑つているだけだつた。そして一寸《ちょっと》淋し声でこんなことを云つた。「もう金魚屋の前で立つんぢやないぞ…。」其の頃はきつと貧しい暮しだつたに違いない。今はもう両親も失つてしまつたが、金魚の思い出は何時迄《まで》も金魚の季節に生きている。

（一九五三年）

影

道に丸い明りを落している外燈の下を通ると、足のつま先から黒い影が蹴とばされたようにひよいと出て來る。そして、それが歩数だけ前へ前へと伸びる。あたりは明りが、悲しくとどきかねて暗闇にのまれ、その彼方からはすべての明るさをのみ、かくした巨大な暗闇が、ぐん〳〵追つて來る。やがて、幾倍も伸びた、やせた人影が暗闇の中に吸い込まれるように消えていく。顔が、肩が、胴が、脚が、暗闇が人の影をのんだ。暗闇には影がない。これから先は、しばらくあかりの無い道が続く。人は不幸の中にあつても、暗闇の中には影がないように、不幸の中には不幸がないものと信じて、自分が不幸だとは思わないでいる。

しかし暗闇の中にも又影があり、暗闇があり、不幸からまた不幸が生れたとしたらどうなる事だろう。

この先はしばらくあかりのない夜の道が続く。

（一九五四年）

私の財産

もうすつかり明るくなつた医局の裏庭を散歩していると、まだ三月の朝は肌寒く体が固くなりたがる。昨夜小雨があつたのか、黒い土が冷めたくぬれている。黒い土に陽が周囲の建物の赤い屋根越しにさしている。ちよつと蹴つまずいて、ふと見た足元から黒い地面一ぱいにこま〳〵チカ〳〵光るものを見た。夜空の無数の星の様《よ》うに、光りが粉になつて落ちた様うにダイヤモンドの粉がこぼれた様うに、それは素晴しい光の世界だつた。それが蹴つまずいた一瞬の出来事である。もう一度見ようと思つてかがんで見たが、もう光の粉はどこにもなくただ雨にぬれた黒い地面があるばかりだつた。それでも私は嬉しかつた。誰も見ない美しいものを一ッ知つたからである。それは誰にも盗まれない私の心の財産であり、ひよつとしたら天国にも持つて行けるものかも知れない。

私は一人でそんな事を思つてみて春の朝を一人で面白いと喜んで見た。

（一九五四年）

春想秋忘

随想集

身近にいるもの

火鉢の上の冷えたやかんがつまらなさそうに口をとがらせて横を向いている。

膳の上に誰か食べ忘れた赤いリンゴが、自分の影に何か想い込んでいる。

あまり明るくない電燈の光が、天井のすみばかりを気にしている。

こんな部屋のなかで一人ぽつんと座っていると、もう一人そんな人間がいそうな気がする。

定められた自分の殻のなかにしか住めないカタツムリのように、日影ばかりを恋しがったり……

自分の影にでもおどおどしているカマキリのように、やせ我慢と意地を持っていなければ、人にいじめられると信じていたり……

それでいて、遠いいつかの思い出に涙を流したり、一人ほほえんでみたりしている。

私はこんな人間を愛しているのか、どうだかわからない。一人になるときっといちばん身近にいるのを意識する。


（一九五三年）

病室

いつもの年なら目に痛い陽光が、赤い屋根や緑の樹々や青い海を鮮やかに画《えが》きだして、もう島の夏の第一ページをひもといているはずである。しかし、くもったり雨になったりする今年の天気は、今日も病室の渡り廊下をナメクジの通路にしている。この渡り廊下は、東西に並んで建っている三つの病棟の中央を貫いて、街の目抜き通りのように毎日さまざまな多くの人たちを往来させている。治療のある午前などは、治療器具や治療材料を持った看護婦たちが白蟻のようにせわしく通る。掃除道具をさげた雑役婦がマスクの顔をくずさないで働いているときもある。夜は、訪問者のにぎわしい話し声の通り過ぎるのがつねである。この渡り廊下を私も日になん回か通る。病人に牛乳を配ったり、リンゴや卵を持ってまわったり、ついこの間までは郵便を届けたり、電話の取次をしたり……。この廊下を往来する回数の多い日が私の仕事の忙しい日である。

私は病室で働く以前、この渡り廊下を歩いてみて、何と暗い所だと思った事があった。毎日この暗い所を歩きまわっている今の私は、それにもう慣れたはずなのであるが、太陽のある日でも、どういうわけか地下道を連想したりする。それが雨でも降ろうものなら、踏み出す一歩一歩がますます暗くなっていくような気さえする。まして気分の悪い日などは、ピラミッドの底を一人歩いているような、たまらない生の寂寞《せきばく》を感ずる事もある。また、この廊下は人の死をだれよりも早く知らせる。あわただしく駆ける足音は普通の日でもあるが、人が死ぬ時のそれは、病人の胸の上を踏みつけて通り、私の心を冷たい悪魔にする。そして、棺をのせた運搬車が油の切れた車輪をきしませて通る時などは、墓場の通路のような寒々としたものを覚える。

私は、人が一人死ぬと、八十人ほどの病人が次々にあの運搬車にのせられるのではないだろうかと、つまらない心配をよくする。そして、人を死なせたのが生きている自分たちのせいでもあるような、いかにも善人ぶった後悔をする事もある。しかし、それもいく日かすると、すっかり忘れてしまって、何でもなかったように配達小僧のように渡り廊下を行ったり来たりする。

「病室という所は、できうれば行かないほうがいい」。私は元気だったころ、こんなふうに病室の事を思っていたが、これと同じような考え方をしている人たちがこんにちでも案外いるのではないだろうか？ もしいるとすると、それはこの暗い渡り廊下のせいかも知れない。

このあいだ、昼に入室してその日の夜九時ごろ死んだ病人があった。そして、その病人の友人であるという人の話を聞いて、私は、自分のつまらない憶測が実存の例で実現されたのにいささか驚いた。死んだその人は、幾度も入室して長い病室生活を送ったのにもかかわらず、良くならないで、そのまま自分の寮に帰った。そのうちやがて病症が再び悪くなり、病室に入室しなくてはいけない状態になったのであるが、「こんど病室に行くのは死ににいくようなものだ」と、本人も周囲の人たちもそう思ったりそれを口にしたりしたそうである。それがその人の病室入室を遅らせ、死を早めた原因になったらしい。

病室がどんな所であるかは、生きている人には生きる場所であり、死んでいった人には死に場所であるといえるであろう。私は、二十歳からの二、三年をほとんど病室生活を送った経験者であるが、こんにちまだ生きている。そういう私にしてみれば、死から救われた生の世界だと信ぜざるをえない。

私が病室生活をしていた頃の事である。同室の一人に「もう自分はだめだ、死ぬ」と言いながらしばらく生きていたのがいた。毎日血を吐くのや、やせこけた胸が痛々しいほど薄っぺらなのを見て、誰も、大丈夫生きられると思う者はいなかっただろうが、同室の人たちは心にもない言葉でその人を元気づけたものである。その時私は、病むものの人間の気持ちが二つの力で綱引きでもしているように引いたり引かれたりしているのを感じ、自分の事のように考えさせられた。それは、その病人が「大丈夫生きられる」と言った同僚の言葉を否定したり肯定したりしている事である。「だめだ」と言っていたと思っていると、次の日には「熱が下がった。何か食べたい」などと食欲もないのに食べ物を要求したりする。すなわち、「死ぬー」、「いや生きるのだ」と希望と絶望がひとつの生命を両端から引っ張り合っているのである。けっきょくその人は、食べるつもりで買ってもらったビスケットの袋をそのまま枕元に置いて死んでしまった。

私は、病室のなかにこのような死の力と生の力があって、一つひとつのベッドの上にある生命を引っ張り合っているのを、いつの頃からともなく意識するようになった。そして、ぐったりしている病人を見るたび、「がんばれ」と言いたくなり、元気な人を見るとやれやれと思う。そんな時私は、死の世界と生の世界の分岐点のある所が病室であると考えてみたりする。病室の建物にも、陽の当たる場所と、当たらない所がある。陽の当たる場所が生の世界で、陽の当たらない所が死の領域だとすると、暗い渡り廊下は後者になるのではないだろうか？

私は、渡り廊下の非常ドアのガラスをミミズのようにつたう雨を見ながら歩いている自分をふと意識して、用事へ向かう歩みを速めた。そして、この廊下が明るくなる工夫を真剣に考えてみたくなった。

（一九五四年）

他人の不幸

病気の再発でまた病室生活が始まった頃、私は九州の療養所で暮らす友人からこんな短い便りをもらった。

「――きっとめでたく入学できた事と思う。おめでとう。自分は家の不幸と自分自身の不幸で毎日悲しい日が続いている。もうこれ以上何も書けない。成功を祈る……」

もっと短かったかもしれない。何しろ一息で全文が読みとおせたものである。私はその返事に、入学どころか落第はするし、そのうえ過労がたたって病気は再発するなど、期待している友人にはすまなくて、辛かったが思い切って本当のことを全部書いて送った。

それから一週間もすると、折り返しまた手紙が来た。驚いたことには前とは反対にものすごくぶ厚い封筒だった。私はただ事でない不幸でも起こったのかと不安な気持ちで封を切ってみた。用紙六枚に小さな文字がぎっしり、しかもそれが蟻の列のように隙間なく埋まっているので、もう一度びっくりした。内容は、私の不幸に対して、慰めと励ましを書き尽くされてあって、自分が負っている不幸について、それらしいものは一文字もなかった。

「不幸な人間は他人の不幸を喜ぶ」。私は手紙を読み終わって、ふっと誰かがそう言ったのを思い出した。自分の不幸と他人のそれを比べて、他人のそれの大きさに自分の不幸を忘れ安心する気持ちは私も持っているのであるが、その友人もそんなふうであったのではないか。

私は考えてみて、その時少しさびしくなった。幸福な人間が不幸な者の不幸を喜ぶような事は道徳的にいっても許されもしないだろうが、不幸な人間にはそれが許されているような気が私にはする。不幸な人間は他人の不幸でもみて、自分の持ち合わせた不幸に安心するほかに救われるみちがないからである。

すると不幸な人間は互いに相手の不幸に安心し喜びあって生きている事になる。しかし、神仏に頼らなければ救われない、そんな人間の救い自体、不幸そのもののなかにあって、ほかにみちが見つからないのは悲しいことである。

だから、私は心からの親友がお互いの不幸に安心し、慰め合うこと自体、そんなに悪いとは思わない。語らずとも互いにそれを許しあっている間柄であるからである。

（一九五七年）

注射

注射の嫌いな私には、毎日パスカル（結核治療薬）の静脈注射は苦痛の連続である。痛そうな顔をして打ってもらっている私の様子を見て、看護婦は面白そうによく笑う。

ある日、どうしても血管に注射針が入らなくて困った時があった。ボタン穴を通す縫い針のように、上下左右に突きまわすのだが、液が少し赤く濁るだけで、なかなか完全にはいかない。それに耐えかねた私は、その注射をよすことにして、針を抜いてもらった。ところが、しばらくすると主任看護婦がやって来て、どうしても打たなくてはと、私の言う事を聞いてくれない。しかたがないので腕を出すと、彼女はこんな事を言った。

「しびれているから痛くないでしょう」

私はその時、なるほどそうかも知れない。うまいことをいうものだとその場はうっかり聞き過ごした。ようやく注射が終わって、ホッとしてからよく考えてみると、馬鹿にされているのである。皮膚がしびれている、という事実は、癩《らい》病の象徴的な症状である。私だけでなく、私たち療養者のいちばん悲しく、いまわしく、思いつめている古傷ともいえる。この病者は誰も皆がしびれていて、痛みを感じないのが当たり前だと決め込んでいる看護婦の態度は、私たちの身体だけでなく、心の古傷までいためるものである。腹が立つのも当たり前である。私はその怒りを声に出してしまった。

「注射を打ってもらっているのは生身の人間であるから、それだけでもつらいのに、病人の感情までも傷つけないでほしい」

ほどなく、先の主任看護婦が私のところに来て、さっきのは冗談で言ったのだとあやまった。そして、注射のあとが痛むようなら湿布しようなどと、妙に親切ぶって言うのだが、私はことわった。いやにしらじらしくにやにや笑っている顔が、真面目ではなかったからである。

窓の外の桜の小枝に花をつけるまでには、これからまだ長い冬の日が続くだろうが、私の病室生活はそれよりも長く続きそうな気がする。一年のベッド暮らしですっかり病人らしく細くなった腕を出して、数知れない注射のため組織を失っていくくぼんだ針のあとを見ながら、生きる厳しさを痛いほど、思い知らされるのである。

（一九五七年）

闇の世界と光の世界

造化の神は、自然に昼と夜を分けたように、人間社会にも光の世界と闇の世界を創っている。しかし人間は、このきびしい摂理のなかにあっても生きてきている。光のない世界、深海魚のような眼のない生活、人間にとって闇の世界は、恐ろしい不幸である。

フランスの小説に『ブラックハウス』というのがある。六人の男が、「ブラックハウス」と呼ばれるノルマンディー海岸に築いたドイツ軍の要塞のなかに、砲火に追われて逃げ込む。入り口が爆撃によって塞がれ、外界と遮断されてしまう。幸いこの壕《ごう》には、水を除いて、食糧、衣服、ろうそく、マッチ、タバコ、葡萄酒があった。暗闇のなかで見つけたろうそくの灯がともる。だが、孤島に流れ着いた冒険家ロビンソンに与えられた太陽も、海も、季節も、労働もなかった。あるのは、四方をコンクリートの壁に囲まれた四角な部屋のなかの、無限の時間と、無為、巨大な貯蔵品、いくらかの寒暖の差、それからそれぞれの過去だけだ。こんな状況のなかでたどる、閉じ込められた人びとの心理過程はどんなだったろう。一人は自殺し、一人は殺され、また一人は自殺し、それから一人が病死した。灯火が絶えたあと、二人が生き残った。それも人間のぼろくず同様な姿で、視力を失い、思考力を失って――。

この小説ほどではなくとも、先天的にしろ後天的にしろ、人間が光を失うという事は、大きな不幸に変わりはない。そういう人たちがハンセン病療養所に多く暮らしている事は、私に足もとの暗さを憶えさせる。これらの人たちのおおかたは、入所してから光を失ったものである。建物のたくさん建てこんだ所内を、最近その数を増した自転車や自動車におびえながら、一本の杖に身の安全を託して歩いている姿は、見る目に痛む。

私は七年ほど前に眼をわずらって一か月もまったく闇のなかにあえいでいた事があった。その時、医師からは、病名がわからず、従って治療のほどこしようもないと宣告され、私は途方に暮れて困ってしまった。途方に暮れてやり切れない気持ちは、蠅取り紙にくっついた蠅のあがきにも似ていた。まったくどうしようもなかった。医局に連れて行ってもらった人にはぐれ、自分一人で部屋へ帰れずに立ち往生した事や、下半身に肌着を引きずっているのを知らずに歩いて、女の人に教えられた時のあの恥ずかしさ。笑いたくなるような滑稽さと悲しさなど、晴眼の時に味わえなかったものを、地中深くどこまで突き落とされるのかと思われるほど体験させられた。そのなかにあって、私はどうかして不安におびえる心を何とか鎮めようと苦心したが、それは無駄だった。

私は光のなかに生きてきた人間である。光がなくてはやり切れない。意志の弱い私にとっては、この暗闇の世界はあまりにも巨大でありすぎた。そのなかにあって、自己をたしかめて、生命の灯をともす働きは、私にはできなかった。何とかして光の世界にもどろう、私は何もできない自分を忘れてそんな事ばかりを考えていた。

その頃、私は不思議に、映画の夢をよく見た。夢のなかで、映画が見える眼を喜び、目が覚めて大きく失望した。毎日、敷居や畳の縁に足をとられて転び、その腹立たしさに、自分に向かって馬鹿なやつだと嘲ってみたり、手を開き五本の指を見ようとして、幾度も目の前で両手を広げ左右に振るなどと、むなしい努力を繰り返した。

しかし神様はどう思ったのか、私はまた光の世界にもどった。医者がさじを投げた眼は、一か月もすると光を通した。私はきっと自分が闇の世界では生きていけない人間であるためにそうなったのだと思った。もし私にあの闇が幾年か続くような事があれば、今生きていないかもしれない。当時、私は、生きるという事をあれほど真剣に考えたことがなかった。考え尽きた時が「死」の時間だったからである。

そんな私を、いま振り返ってみるとき、暗闇の世界で生きている人たちの、その蛭《ひる》のような生命力に、何ともいえない驚異をいだかされる。私が克服できなかった焦燥と不安を、どうして切り抜けたものだろうか。闇のなかに、自ら生きる灯を立派に見い出して生きている人たち。安易な死の誘惑をしりぞけて、杖を持つ事は、私にはできなかった事である。

私は今闇から抜けて光の世界に生きている。喜びはそれほど持っていないが、暗闇のなかで生き抜こうとする力のなかった自分の魂に、大きな嫌悪を引きずっている。これは、私の精神生活の完全な敗北であった。

人間はいかなる環境に置かれても生き抜いていかなくてはならないという事からみれば、私のような者はまさしく失格者である。私が『ブラックハウス』に登場する人間のような立場に置かれたら、いのいちばんに自殺したに違いないと思うと、自分の心の貧しさが憐れでならない。

自然には、日向《ひなた》と日蔭があり、その陰にも、名も知れぬ草や苔《こけ》類が生存している。人間にも光の世界と闇の世界があり、闇のなかに生きている人がいる。私は、闇のなかに生きている人間と生物にとって、神がなくとも、真実の喜びを見い出す力を持って生きている事を思う。

しかし、私自身は光のなかに生きていても、闇におびえ、闇を恐れる、不幸な人間である。


（一九五九年）

双葉寮

冬のある日、園内ラジオが支援者のM氏の手紙を朗読していた。なにげなくそれを聞いていた私は、その文中の一節にふっと裏腹な想いが心のなかに行き違うのを感じた。

それは、「双葉寮」と呼ばれる少年少女が暮らす宿舎が、ここ二、三年のうちに入所者がいないと閉鎖されるだろうという一患者からの便りを読んで、M氏は涙が出るほど嬉しかったというものである。

「双葉寮」が閉鎖されるかもしれないということは、いうまでもなく、癩《らい》という病気が、日本からその芽が枯れる兆候とみて間違いはないだろう。それは癩というエスカレーターに、後から乗るであろう少年少女がいないことであり、療養所にいる人間の平均年齢が高齢、老齢化するというのは、このままいけばやがて、老衰や寿命で患者たちの命も失われていく。

日本のどこかの県で、癩撲滅期成同盟なるものがあったと聞くが、その人たちはきっと「わが意を得たり」と手を打つかもしれない。また、癩行政当事者、または関係者たちは、やっかいな仕事がなくなり、それこそ涙が出るほど嬉しいに違いない。

しかし、ここに素直に喜べない人間がいる。双葉寮がやがて無くなるかもしれないことは、社会的、また国家財政的には喜ばしいであろうが、療養所に生き、老齢化、老衰死化の途上にある私たちがどんな気持ちか、そこに想いを馳せることはできないだろうか。

大義名分のために腹を切った赤穂浪士を、後世のわれわれが英雄視しているごとく、浪士一人ひとりが心から、それこそ涙が出るほど本当に喜んで死んでいったのであろうか。

癩撲滅という大義名分にのっとって、この先ざき、双葉寮はおろか、療養所全体が閉鎖されるのはやぶさかでないだろう。しかし、こんにち生きている場の消滅を他者に嬉しがられるとは、納得のいかぬ事である。社会から隔離された孤独のなかで、老齢化、老衰死化の途中におかれている人間の魂にもふれてほしい。

本来、双葉寮が閉鎖されるかもしれないという知らせに、まず涙を流して喜ぶべきは、ここに生きてきた私たちである。多くの苦しみを味わってきたからこそ、あの少年少女時代を誰にも過ごさせまい、この病が未来永劫、無くなって欲しいと感ずるのでなければ、真の大義名分とはならない。

癩撲滅を、手を打ち、涙を流して喜ぶのもよいが、その病気を背負って死滅しなければならない人間にも、一べつの想いを忘れてほしくはないと切に願うものである。

（一九六〇年）

錆びた心

バスを降りて発動機舟に乗り、やがて夕闇のなかに寮舎の明かりが見えだすと、ほっとする。そして、島の土に第一歩を踏みこむと、やれやれと思う。

これは外出先から帰った時の気分である。聞いてみると、おおかたの外出者はみなそうであるようだ。岡山から虫明《むしあけ》までの一時間半、洗濯板のようなでこぼこ道で揉まれるだけでも疲れる。それが、大阪や遠くは石川県あたりからの帰りともなると、心身ともにその疲労は旅の荷の重さだけではない。歩きなれた道に自分の足音を耳にして、旅の無事を思いながら安堵《あんど》するのは、私ひとりではないだろう。先日ラジオでこんなことを言っている人がいた。

――「病気になって病院施設にいることが、とても寂しくたまらなく悲しい……」。家庭を離れ職場を失うことに耐えられないほどの疎外感をもつというのである。そこには人間社会からはみだされはしないだろうかという切実な不安が感じられた。

そこでよく考えてみると、療養所で生きる私も人間社会からはみ出された一人ではないだろうか。望まないまま家庭と離れているし、職場もない。ところが私には一滴の涙もない。なぜだろう。それは時間の長さによる療養生活の慣れであり、惰性であると多くの人が口にするところであるが、私にはほかに問題があるように思われる。

療養所には、同じ病をわずらった人びとがそのままの姿でいられる居心地の良さや安らいだ生活があるのも確かである。かつては一人ひとり異なった境遇を生きる者が、島という吹きだまりに寄せ集められて、小さな社会を営んでいる。本来であれば、さまざまな生き方、方針、個性がぶつかりあって、互いにせめぎ合い葛藤が生じても不思議ではない。

しかし、隔離された非社会的な療養生活には、失ったものを取り返そうとする祈り、あるいは感情がなく、あきらめと惰性で与えられた日々を送るしかないと受けとめて、鈍く劣化して生きる集団がいる。

そして、いつか私は不在になってしまっている。人間を失い、社会を失った私の目には、次々に建て直される寮舎の群れが、整然と立ち並ぶ新しい墓標にしか見えない。もう錆びてしまった心に突き刺さった死の鉾《ほこ》の痛みを私はいつ感じるようになるのだろうか。

（一九六七年）

素顔

街の横断歩道で青信号を待つ人の群れのなかに、一人の若い女がいた。魅力的な面持《おもも》ちに誰もが一度は振り返って見る。そこには健康な微笑の横顔があった。しかし、左半分の顔面には、まるで血のしたたる獣の肉を張り付けたような大きなあざがべったりとあった。ところで、左右二面をもつこの顔は、多数の人のなかで、その一市民としての自然な存在感をもちあわせていた。人びともさまざまな目を向けてはみるが、それでも平然としている様子から見受ける安心感もあり、また、自分とは無関係であることを確かめてか、それぞれの視線に戻っていった。

この若い女が癩《らい》患者であったかどうか、私は知らない。しかし、あのような美と醜をひとつの顔にもちあわせながら、正面を向いて堂々と横断歩道を渡っていく光景は、私に忘れられないある感動を与えた。

紀元前のエジプトでは、癩のことを「死の前の死」と呼んだ。エジプトでなくとも日本の癩史上の暗黒時代、いわゆる戦前、戦時、終戦直後しばらくの年代はまったく同様であった。

戦後二十余年、プロミンが出現してからのこんにち、もうそうは言わない時代である。そして、療養所の近代化が進むなか、社会復帰への願望は必然的な療養者の生への胎動であった。しかし、療養者は自分のその素顔で横断歩道を渡る勇気はなかったようである。病む以前にあった顔の原型を求めて、手術室では眉毛を植毛し、ゆがんだ口に幾度もメスを入れ、曲がった手に、垂《た》れ足に激痛の傷跡をしるして、昔のはたらきを取り戻そうと懸命である。そして、あらたまったその顔で療養所から社会へ向けて、横断歩道を渡ろうとする気なのである。

私たちは癩の発病によって、土地、家名、そして人格を喪失し、「流人《るにん》」としての面影をこんにちなお担って暮らしている。だが、癩療養所という柵のなかの世界、いわゆるひとくくりの集団に埋もれて、安堵《あんど》している自分の姿はないだろうか。個性を奪われた存在、「多数のなかのひとり」に逃げ込んではいないだろうか。

私は思う。北条民雄は「死の前の死」という現実認識の上に立って生をとらえた。「死の前の死」

の時代にも牛は存在した。ましてや今、科学を信頼する限り「生きる」ことのできる時代である。そのためになぜ昔の自分を失わなければならないのか。どうして、癩という歴史を背負うそのままの姿で、今の一歩が踏み出せないのか。

横断歩道で青信号を待つ人の群れのなかに、幾人かの目や足や手の不自由な者がいても、何の不自然でなく、また不調和でない光景、そこに私は「生のなかの生」の素顔が実在するものと考えた。

（一九六七年）

見送り

ある日、知人の葬儀に参列した。二百人ほどの人のなかの一隅《いちぐう》に座って、読経《どきょう》の響きや線香の煙のただよいに、眠気を誘われそうになるそのなかでは、いろいろなものが浮き沈みしていた。死んだ人によっては、遺族が来たり来なかったり、そしてまたお参りの人数もさまざまである。ともあれ、幾人かの職員と自治会会長、各役員は必ず参席があることになっている。

息を引き取るさい、「えらかったなあ、ええとこ行けよ」と言ってやる。いま住んでいるところが地獄みたいなところとして考えてはいないが、自分の家でないことは確かである。他人に死水《しにみず》をとってもらって他界する者に、せめてものねぎらいの言葉であると受けとられるのである。そういう意味あいからするなら、葬儀の参列者が多いのは仲間意識の表れとして受けとるべきだろうか。また反面、それは生きている者の死者に対する生存の誇示だとみるべきだろうか。いずれにしても、そこには暗い悲しみや、やりきれない涙がない。その表情は白々とした明るさを持つ他人の顔を感じさせるのである。

ある日、ある知人が退所するので桟橋まで見送りに出た。十人たらずの人たちが彼のために集まっていた。「元気でね」という別れの言葉が互いの間に交わされて、船は島を離れて次第に小さくなっていった。と、それとは反対に社会復帰する者にはもう少し祝福されてもよいのではないだろうかという疑問が大きくなってきた。そこには、どうせまた病気を悪くしてか、食えなくなって戻ってくるだろうという思惑があるのだろうか。それにしても、職員、自治会の役員のただの一人の祝福の見送りもない。そのことは、生涯かなえられない者たちのねたみ、嫉妬だろうか。長いあいだ同じ釜の飯を食った仲間の再出発を祝うにしては、あまりにもそこに嬉しい惜別はなく、冷淡である。

私たちは、死者に対しては自己の生存を誇示し、社会復帰者に対しては嫉妬、ねたみを持つというのであれば、それは流人《るにん》の精神構造に似ているといえるだろう。残される仲間が素直に、死者には悲しみの涙を、社会復帰者には祝福の言葉と喜びの笑顔を送る日はいつのことだろうか。あまりにこの病気は長いあいだ不幸にすぎた。このことは人間をずいぶんゆがめてきたようである。（一九六八年）

南京豆

気候がよくなると、療養所に見学者がよく来る。その人たちはいろいろである。宗教家、学生、時には国会議員なども顔をみせる。

ある日の午後、廊下に出て婆さんが南京豆の皮をむいていた。一ツの豆をむくのに大変な力の入れかたで、また手間どってもいた。この婆さんには、たいそうな仕事のようである。そこへ通りかかった立派な背広の一群があった。もの珍しそうに眺めて行く。そのなかの一人があしを止めた。そして、やさしい顔をしてていねいに声をかけた。婆さんはまぶしそうに目を細めた。

「この豆はうまいよ、食べてみや」

するとやさしい顔が急に変った。いやーな面と困った面が、あわてていくども頭を下げ礼を言った。それから、後ずさりして去った。

さし出した指のない生姜のような手のひらのなかに大事な南京豆が五ツ、六ツ、かすかにふるえていた。

「うまいのになあー」

婆さんは首を少しかしげた。そして、また指のない手のひらにつばをつけ豆をはさんで、うんうんと力を入れていた。

この頃になると、療養所に見学者がよく来る。その人たちはいろいろである。宗教家、学生、時には国会議員なども顔をみせる。

（一九六八年）

終章　一枚の切符

大和高田から天安へ　恨《ハン》百年

二〇〇四年十月四日、岡山からの飛行機でソウルに着いた。私たちは、迎えのバスで天安へ向った。四車線の高速道路を二時間近く走って、車の多い街中で花屋に寄った。そこが「望郷の丘」の入口の近くだと、流暢な日本語でガイドが言った。そこで献花の花束を買って、バスはほどなく道を右に折れて丘を登った。とうとう来た想いがした。管理事務所前でバスを降り、車椅子に腰を降ろすと、誰となく押してくれ、案内されるまま丘を進んだ。すると、急に目の前が開け、上部が丸みのある長方形の墓標が、枯れた芝生に整然と並んで、もの言わぬ秋の影を落としていた。それは私たちを出迎えているような気がした。また、それは山彦のように丘いっぱいに幾列も幾列も、向こうの端の端まで小さく数え切れない程立ち並んでいた。

父の予定地は、右に剣のような形をした大きな記念碑がある場所で、すでに作業員が墓を掘っていた。テントが張ってあって、その下に墓石が一基横たえてあった。この日は、十月にしては珍しく真夏を思わせる暑い陽光が立ち並ぶ墓石を白々と照らし、また、その黒い影も整然と立ち並んでいた。

やがて、日本から胸に抱いて来た骨箱を作業員に手渡した。人の丈《たけ》ほどある墓穴に壺だけにして入れた。それから、スコップで土を白い骨壷に掛けた。日本から参列してくれた人たちが次々に土を掛けた。やがて、作業員が土をならし、そして、そこに父の墓標を立てた。その瞬間、父と子が百年の時を経てはじめて対峙した。父のためみんなで讃美歌を歌ってもらった。菊の花を供えて頭を下げた時、全く他人事のようにしか思っていなかったのに、胸につかえるものがあった。父が四十年の人生、自らの生命を絶ってその子が六十年を病み続けている今を結びつなぐ生き様になんとも言いようもない、それこそ熱い血の涙の塊が胸に溢れた。誰か私の手を力いっぱい握って声を上げて泣いていた。周囲の風景が急に真っ白になった。

一九四一年五月一日、大和高田で父は死んだ。四十年の生涯だった。叔母が住んでいた格子戸の三軒長屋の左端の家から斜めにのびる道がある。その先の踏切で自ら生命を絶ったと言われた。当時、私の家はごたごたしていた。十歳の春、私が発病。そのこともあって再婚の母と問題があったようである。その事を苦に父は精神的に病んでいた。その結果、再婚の母は、親族会議で協議離婚となり、慶州に帰って行った。

大和高田の五月は、真夏のような太陽が照り、よく目につく溜池《ためいけ》が干上がるように息をひそめていた。そんな日の午後、棺のない父の葬儀は全く声も音も殺していた。私は、座敷で紙の経帷子《きょうかたびら》（死者の着物）を着せられ、腰は縄で結び、素足に草履《ぞうり》を履かされた。そして、少年の両手には余る程の煙る太い線香を持たされ、葬列の先頭を歩かされた。大日本紡績の高いスレートの塀に沿って、線香の煙りに顔をしかめながら歩いた。やがて三叉路に出た。右へは高田警察署、省線（現在のＪＲ）の高田駅で、左が火葬場で小さな行列は左の道をとった。次第に町外れになり、里山の雑木林を抜けた田畑の向こうに火葬場の黒く汚れた煙突が立っていた。火葬場は、かなり昔からあるのか、その中は外の太陽の明るさとは違っていて、物の影を一つ所に集めたようで暗かった。その中に裸電球の下に青々した竹のたが（樽《たる》を締めて固定する輪）の樽棺が一つ、荒縄を十文字に掛けてあった。六人程の親族たちが縄を解くと、樽の蓋を開けて私に言った。

「お父さんの顔見るか」

「いやや」

大人たちは親不孝な子供だと言い合っていた。

長い時間が経った。日が西へ傾くまでに父の骨を拾った。手に乗るほどの小さな木箱に納めた。それを、火葬場の近くにある無縁仏の納骨堂に納め、手を合わせた。

私の発病から始まって、父の自殺、再婚の母との協議離婚と、目まぐるしく事態が動き、警察の取り調べ、県庁衛生課の診察があって、一九四一年七月十五日、光明園に入園した。開園してまだ三年だという真新しい赤い屋根の寮舎が、島の緑に美しく建ち並んでいた。ただ、子供たちの住居は少年少女舎として「双葉寮」と呼ばれ、木尾湾の奥にあった。すぐ近くに「光明学園」という無認可の小学校があって、光明園園長が校長をしていた。行事の時は校歌のかわりに園歌を唄っていた。親のいない少年少女が各自定められた当番で生活していた。

そんな病気の治療と学習する子供の一人として戦争の最中を育った。戦中戦後、食糧が極端に欠乏し、一人一日二合一勺《しゃく》の配給米では大人も子供も腹を空かしていた。特に冬は、はこべなどの野草を摘んで雑炊の具にした。

そんな子供たちの有様を見て、園が農園を与えてくれた。双葉寮の裏山の傾斜が四五度もある雑木の山地を貸してくれた。そこを開墾して、一段二畝《せ》の段々畑にした。一九四三年のことで、後にここには四五年に「裳掛《もかけ》国民学校第三分教場農業実習地」という物々しい名称の標柱が立てられた。

私は、四五年の春からこの実習地で鍬《くわ》を振っていた。大きい子供が大人の一般舎に移り、一時は七十名もいたのに病弱者や小さい子供らが三十名程残っていた時であった。都会育ちの私に、学校が終わると、この一段二畝の山の段々畑を任された。やせた山の土に、必要な量を確保する為のジャガイモとさつま芋を作るのであるが、自分がやる事になると小さな地主になった気分にもなって、まめを作りながら備中《びっちゅう》鍬を振っていた十四歳の時である。

一九四六年の一月一日、「双葉寮」にゲートルに軍靴《ぐんか》戦闘帽姿の若者が二人やってきた。復員の足ですぐ来たと言う。叔母にあたる寮母さんを連れて帰るために来た、と話していた。手に銃があれば立派な兵士の若者である。子供たちは動揺した。その寮母さんは私に言った。

「残っている子供は小さいし、身体の弱い子もいるし、もう一年畑をやってくれないか」

私は、もう無報酬の実習生は懲《こ》り懲《ご》りして、一日も早く一般舎の大人社会へと心が飛んでいたので困惑した。その時、私は
「一度家へ帰してくれたらやるよ」

と返事をした。すると、寮母さんは
「そんなら家に帰り」

と言って、切符を私の手に握らせてくれた。二人の復員兵の若者は、顔を見合わせて
「えっ」

と声を出して驚いた。この若者二人は叔母の切符を用意していたのを私は知っていた。

「かわりに大阪まで一緒に連れて行ってもらい」

翌朝、学生服にゲートル、戦闘帽姿の少年と復員兵二人は、虫明《むしあけ》からカマを尻につけた木炭バスで西大寺まで行った。急な坂道に来ると、バスが喘《あえ》いで止まり、その度に超満員の乗客が五、六人降り、後ろからバスを押した。観音開きの後ドアの収容バスで荷物のように運ばれて来た道を、逆に走っているのに気付いた。山間の道、七曲《ななまがり》と言われる程くねくねした道路をバスは喘ぎながら走った。西大寺は初めて見る町である。ここは人が群がっていた。オモチャのような軽便鉄道がピーピー汽笛を鳴らして走っていた。客車は向かい合わせて座ると膝が付くほど小さかった。悪い石炭を焚いているのか、その煙の割には遅く、人が歩くような速さで走り、ここもバスと同じように落ちこぼれそうになるほど混んでいた。

終点の後楽園手前の駅で三人は降りた。小さな田舎の駅だった。近くの山陽本線の駅で大阪方面行き列車を待った。次第に日が高くなって疲れがでそうになった時、黒い煙を吐きながらやっと汽車がやって来た。客車が停車すると、芋虫に群がりつく蟻のように人の塊がやって来た。怒号と悲鳴が押し寄せて来た。この小さな田舎駅は、煮えたぎる鍋の中のようであった。窓は所々板で打ち付けてあり、ここもまた人ではちきれそうだった。二人の復員兵は、窓を見つけてこじ開けると、私を押し込んだ。その後、彼らが何か喚《わめ》きながら飛び込んで来た。これはまさに戦争であり、突撃である。小さな段々畑を備中鍬で耕しているのとは違う。車内は、大人も子供も焼けすすけたようにチョコレート色をして、顔が痩せている。黒茶色に汚れた服装、やはり戦争に負けた想いで不安になってきた。汽笛がピーピー悲鳴を上げながら東へ走ったり止まったりした。ソーセージのようにぎっしり詰まった車内、それでも窓からは一人また一人と押し込まれて、そして、また走った。

汽車は急に止まったり、また走り出したりした。三石のトンネルで乗客は煙に咳《せ》いた。また、窓の板の間から見え隠れする風景は、所々萱葺《かやぶ》きの家があって静かで、戦争があった様子は見当たらなかった。姫路付近に来ると、あたりの様子が少し違って来た。線路の近くには家が無い。レールだけが冬日に光っていた。すると、横を真昼というのに車内の明かりを煌々《こうこう》とつけた列車がすごいスピードで通過した。進駐軍の専用列車を初めて見た。それよりも、もっと驚いたのは、街には家が無かった事である。残された家屋の礎石が墓石のように、不規則に幾何学的な形で白々と野ざらしに横たわっていた。まるで家の墓場のようである。家だけではなく、空襲で焼きつくされた人々の墓標が白く残されているように思えた。

やがて、列車は姫路に着いた。城が不思議に大きく見えた。客車は大勢の人たちを下ろしたが、それ以上の人々が決壊の水のように流れ込んできた。相変わらず汽車はあえいでいた。止まったかと思ったらまた動いた。

やがて須磨の海が見えた。ここは夏になると何度か草色の市電に乗せてもらってやって来たところだ。窓枠に両手を掛け、体中で喜んでいた。しかし、この電車も薄汚れ、窓には板を打ってあった。街そのものの全体が汚れていた。

ここから先は十歳までの私の神戸である。家々の焼失した白い墓標が累々《るいるい》としていた。焼けずに残った家々の礎石が、山の方を見ても海側を向いても果てしなく続いていた。人の頭越しに首を左右にふると、肩の間から次第に近付いてきた神戸の街。白いものしか目に入らなかった。省線の複々線と阪急の複線が走っている三宮付近の高架線のガードを潜ると、春日野道がある。十歳の少年の故郷であったはずであるが、露地の隅々まで白々とした焼き跡が行き着いていた。山手から流れている道路下の下水道は、爆撃の直撃で大きいものは道幅いっぱい、大小無数の穴がチューリップの花のように外側へめくり上がって口を開けていた。ところどころ、板を渡し、人が通っていた。口を開けた道路は下水がごうごうと流れていた。近代的な都会はボロボロだった。通っていた小学校は、明治時代からの木造部分は焼失してなく、コンクリート造り三階校舎が焼け残っていた。街は焼き尽くされ道路は穴だらけになっても、それでも生きていた。

あの頃、真青な空に白い飛行機雲が見えて、にぶいエンジン音が後から来るのを瀬戸内海で子供たちは美しいと思ったり不思議に思って、今日は何処へ爆撃に行くのかなあと空を見上げていた。それが神戸のような大都会を焼き尽くすのを目にしていたら、実際どうだっただろう。岡山市は、一九四五年六月二十九日未明、B29一三八機による油脂焼夷弾《ゆししょういだん》（九五、七〇八発）で一夜を待たず焼失した。まだ夜が明けない西の空は真赤に焼けていた。腹に響く爆音、防空頭巾を被って怯えている子供たち。朝が来て、暗い雨が焼けた紙片とともに降ってきた。

工場も住宅も密集している百万都市の神戸は、岡山のように一夜一度の爆撃でなく道路の下水道の爆弾の穴の数ほど度々大小編隊の空襲があったに違いない。家のない、建物のない、白いコンクリートの基礎だらけの景色が延々と続き、それは山手まで荒涼と広がっていた。これでは、親族はおろか知る人にも会うこともできないだろうという絶望感が少しずつ増大してきた。不思議に道路だけが家のない街に残っている。板でつぎはぎだらけの客車をあえぎながら引っ張っている横を、次から次へと進駐軍の専用列車が追い越して行った。

昼もすでに過ぎた頃、列車は時刻表に関係なく、やっと梅田（大阪）にたどり着いた。まだ日があるのに広い構内は薄暗い。裸電燈のせいだろうか。同行してくれた寮母さんの若い二人の甥は、並んで敬礼すると「自分たちはここで失礼します。お大事に」。もう一度二人は踵を揃えて敬礼して雑踏に消えた。

ひとりになった。五年前、日本語の不自由な両親に頼まれて五十銭銀貨一枚を持たせてもらい、神戸の春日野道から電車を乗り換え大和高田までよく行き来した。梅田の駅の正面は大型爆弾の直撃を受けて大きな口を開け、駅前広場の向う側の二つの大きなビルがその中に入っていた。五年前のように何時も行き慣れた城東線（環状線）の0番ホームがない。そこには枕木が山のように積んであった。よくよく見ると改札口があり、階段があり、さらに電車のホームも枕木を積みつないで造ってあった。雑に造作したためか足元は数センチも隙間があり、簀《す》の子《こ》のようで、冬の風が吹き上げ、体の中を通り抜けた。切符売り場もみんな積み木のオモチャのような駅である。そのホームから大阪の街を見た。なんとなく黒っぽい。空襲であのクリーム色のビルも炎に飲まれたのだろう。それでも、足の下では市電がゴトゴト動き、人も肩をすくめてリヤカーを引き、ジープが乱暴に走り荷物やオート三輪、人、人……

茶色い電車が入ってきた。車内は座席のないところがあった。電車が走ると、籐《とう》で作った吊り革がやたら多いのに気付いた。それが体操をしているように調子をとりながら揺れるのを見ていた。

大阪城が見えてきた。コンクリート造りの城は、焼けず破壊もされず薄汚い姿で建っていた。城の石垣の空き地に、赤いものがピラミッドに積み上げてあった。よく見ると、それは砲弾であった。その赤い山が延々と続いた。その錆びた砲弾は、敵に向って一度も発射されることなく野ざらしになっているのである。戦《いくさ》というものは兵士だけではない。「山ゆかば草むすかばね」。この錆びた砲弾の山が「草むすかばね」かと思い返してみると、日本は戦争に間違いなく負けたという思いがした。暖房のない冬の電車はなお寒々としていた。

鶴橋は昔の形もなく焼けていた。ここでも子供の積み木のように枕木を組み合わせ積み重ね迷路のような乗り換え道路を造っていた。上り下り線の階段も改札口も切符売り場もまた積み木の駅ができている。このあたりに日本で有数の闇市があって、ガード下から食べ物の臭いが盛んに舞い上がって、岡山からの空腹が強烈に襲ってきた。五年前、親から教えられた事は「たくさんの電車が通るから『名張』行きに乗るんやで」。そのことを思い出していた。その電車がきた。乗り方は今でも変わらない。鯨のように順番もなく一飲みである。この電車も座席がない所があった。籐の吊り革が揺れて鳴《な》る子《こ》のようになっていた。大阪を少しずつ離れるに従って風景も変わってきた。生駒を過ぎると大和・奈良である。米軍は古都保存のため京都と奈良は爆撃しないという話を聞いた。お寺や神社だけでなく奈良にも工場や軍事施設がなかった訳でもない。それにしても、ここまで来れば冬の田畑が広々とあって、神戸や大阪のような爆撃の跡すらない。名古屋方面に通ずるこの線路はどのあたりまで大丈夫だろうか。各駅停車の名張行きは一つ一つ確かめるように走っていた。

大和高田に着いた時は、凍りついたように人も風景も動く様子はなかった。周囲は五年前と全く変わりはなかった。駅近くの左右にある溜池、線路に沿った小路、そして反対側の線路沿いに大日本紡積の高いスレート塀、転がっている小石一つ変わっていない気がした。街に入る踏切の角の親族の一軒に声を掛けてみた。戸は開いていたが声がなかった。二、三度呼んでみたが、あたりに人の気配もなかった。帰りにまた寄ることにして踏切を渡り、スレート沿いの道、子供が歩くには少し長く、ただ塀ばかりで退屈な道を歩いた。少し強い三角に切れた三叉路に出ると、叔母の家はもう近い。古風な格子戸造りの三軒家の中の戸を何時もするように手を掛け勢いよく声を出して開けようとしたが動かなかった。大声で「おばさん」と呼んでみたが返事がなかった。戸も動かず返事もなく急に不安が襲ってきた。人は息を殺して物影にけもののように潜んでいるような気がした。まだ午後五時にもなっていない。人は誰かはいる筈である。子供も老人もその姿を見ない。ただ延々と続く工場の高いスレートの塀が全てを遮っているようである。

方向を変えて、三叉路の踏切がある道を歩きだした。この先の踏切は父が自ら生命を絶った所である。このあたりは桑畑が広々と続いていた。普通の田舎の踏切である。警報機が鳴り赤い警報燈が点滅する踏切である。父が死に場所としたこともあって、「土庫《どんこ》」の踏切という地名は何故か忘れていない。父の死後はじめて来た。父が死にたくなる気配はどこにあるのだろう。これだろうか。旅に疲れ目にしたのは、灰色に暮れる冬の夕日、異様に光る線路の輝き……。生きることに疲れ、生きることに悩み、この二本の線は冬の夕日に輝く線路のように遥か彼方で一つの線になりその先は点になる。父はそんな事を考えていたのだろうか。最愛の一人息子の発病、妻との離婚、家庭の崩壊、すべてがうまくいかなかった人生の清算を考えたのだろうか。

足元が見えづらくなった頃、あの明りを煌々とつけた進駐軍の専用列車が、特急より速く轟音を響かせ土庫の踏切を走り去った。

土庫の踏切から見る線路は、宿命の親と子の果たし合いの、鋭く光る刃の折れることなく真っ直ぐにのびた切っ先のように、闇の果てにきらっとしていた。暗闇が急に駆け寄って来た。行く目的を失った足は、急行も止まらない暗くなった大和高田の駅から、またあの窓を板で釘打ちした電車に乗って梅田へ向った。

電車は日暮れの早い冬の闇を追うように走った。梅田に着く頃は寒々とした一月の闇に包まれていた。相変わらず進駐軍のトラックやジープがやたらにエンジン音を鳴らして走っていた。物影に煙草をくわえた女が白い足を見せていた。

構内では、相撲とり程もある大男の兵隊が、MPと書いた白いヘルメット、小さく見える腕章、腰のホルダーにはみ出て落ちそうな馬鹿でかいピストルで、あたりを威圧していた。通りかかった駅員風の男に、切符売り場を聞いた。すると、百キロ以上は旅行証明書がいることと、今日の分は売り終わったと言われた。それでも売り場だけでも教えてもらった。構内を出て右手のガード下だと聞いた。爆撃で大きな口を開けた正面の構内を出ると、闇が泥のように暗い。少ない人通りを待ってそれについて行った。やがて列車が通ると、ごんごんと鉄材をたたく音がするガード下に来た。板戸を押した窓口らしき場所の前に、十人程の男たちが、ドラム缶に枕木や何かの廃材を焼いて暖をとっていた。側に寄ると、一人の男が手を出した。「十銭」と言った。あわててポケットの中を探していると、色白で小柄な初老の男が、その手を押えた。「いいよ」誰かがそう言った。この男はこのあたりのボスなのか、そんな事を考えていると、

「どこまで帰る」

と聞かれた。「岡山」と答えると、

「今日はもう終ったから明日やなあ、証明書いるで」

そう言った。そして
「おれの家に来いよ。休んで行けよ」

とも言った。

空腹と疲労と眠気で魔法にでも掛けられたように、その男の後について行った。砂に埋りそうな疲れと眠り、海の上でもよいから倒れるようにして眠りたい。前後の事態は頭のどこにもなかった。

手探りをしながら暗い梯子をぎしぎしさせて上った。やがて、裸電球が一つついて、それも物置のような、四畳半程の部屋がそこにあった。男はこわれかけたような電熱器に、鍋になった鉄かぶとに水を入れて掛けた。部屋の中はそれだけでほかに何もなかった。それよりも気になるのは、列車がガードを通る度に家が潰れそうな大揺れと大きな音がする。ゲートルを解いて、寮母さんが持たせてくれた梅干の入った白い大きな握りを雑のう袋から出して、体を横にした。底が抜けた世界へ落ち込みそうで、意識がはっきりしなくなって来た。

うとうとする眠気に、小柄な男はしきりに話しかけて来た。返事をしてもしなくてもさかんに話をした。それは、自分の息子、戦争も終ったというのに特攻隊の一人息子の話である。

話はこうである。

息子は十六歳の少年航空通信兵で、鹿屋《かのや》の基地からよく特攻機と出撃した。特攻機が不足して来ると、ノモンハンで活躍した陸軍の戦闘機や開戦当時の零戦や攻撃機に五百キロ爆弾を抱かせ、特攻隊員で、十代の者も出撃するようになった。同伴の観測機、いわゆる特攻機の見張機も旧式の偵察機で、機銃は取りはずし大きな無線機を取り付けた。特攻機はもとより観測機も、速度も速く機体もひと回り大きいグラマンに発見され追われると、ひとたまりもなく撃ち落とされる。それまでに特攻機は大型空母や戦艦、大型輸送船に突入する。無線機の発信ボリュームを最大に上げ、「天皇陛下万歳！」と叫んで目標に向って落ちるように突っ込んで行く。上空の雲の影から一機、また一機と舞い落ちて行く特攻機を、無線機の発信音が切れるのを記録する。艦船に命中したかどうかは別にして、無線音が切れた時、命中戦死である。ヘッドホンで最後の最後の命の音を確認するのが、十六歳の少年無線兵の任務である。その一人息子がまだ帰らない。戦後五ヶ月、日本のどこからも音信がない。あの偵察機は、雲の中をまだ飛んでいるのではないかと言う。

うとうとしていると、突然引き裂くような激しい音が響いてきた。「ガン、ガン、ガン」相変わらずあの小柄の初老の男は、同じ言葉のお経を唱える。「わしの息子になれ」とつぶやいている。妙な現実である。特別攻撃機の確認偵察機の少年通信兵として、八月の空の雲の彼方からもう帰らないかも知れない一人息子を、ガード下の今にもつぶれそうな小さな家で果てしなく待っているのである。そして、その息子と同じ年頃の少年を見て、これは自分の息子ではないかと思い込んでいるのかも知れない。正確な現実を理解するのに、私にはしばらく時間が必要であった。

長い貨物列車が、ガードのレールをきしませながらしばらく途切れそうもなく続いていた。

初老の男は、仕方なさそうにぼそっと言った。

「そんなら帰るか」

少年も仕方なさそうに言った。

「子供が三十人も待っているから一度《いっぺん》帰って来るわ」

他人どうしの老人と少年が急に父と子になるという奇跡は起こらなかった。あきらめたようだった。そして、「三十人も子供がいる所だと孤児院みたいな所か」と聞かれた。少年も「そんな所だ」と答えた。「大変だなあ」。街にあふれている戦争孤児が新聞紙をかぶって地下道で眠っているのを思い出したのかも知れない。

老人は、一枚の伝票ほどの紙切れをくれた。「百キロ以上は証明書がないと切符を売ってくれないよ」と言った。老人がくれたその紙には、「国人金庫」と質の悪い紙に印刷があった。その横に鉛筆で「職員」と書いてくれた。

少年は、老人とあのガード下の切符売り場にやってきた。あたり一面帳《とばり》に覆われているようなうす暗い景色であった。少年には今が夕方なのか夜明けなのか理解しかねた。戦争の爆撃でつぶされた街は、昼も夜もなくなったのかと思った。ガード下では、ドラム缶で油の臭いのする木切れでたき火をしている。やはり五、六人の男たちが口数も少なくそれを囲んでいた。

ガード下の一角で板戸がカタンと下に降りて、そこが切符売り場だった。急に多くの人が集まってきた。「旅行証明のある人からお願いします」。行き先を記入した証明書とお金を渡すと、魔法のように岡山行きの切符と釣銭が返ってきた。

少し離れて白い息をしている老人に寄って手を握った。小さくやわらかい手だった。まだ大空を飛び回っているのだろうと思えて仕方がない一人息子を待ちわびている老人の想いと、せめて親戚の一人にでも会いたいと願っていた少年の祈り、いずれも叶うことが出来ない身の上の出来事に、誰のためなのか涙が出そうになった。それは、少年自身のためなのか、遂には帰らない息子を待つ初老の男のためなのか。それにしても、一月の夜明けは暗く、また、風は身が凍るほど痛く冷たい。

ホームに上がる前、老人は少年に言った。

「車内は混むから連結器に乗ると案外楽だよ」

少年は老人が言ったように連結器にした。車内は予想通りぎゅうぎゅう詰めだったが、ここには人はいなかった。第一に三枚の踏み板はそれぞれ違う揺れ方をするので、調子を合わせるダンスをする事になる。想像していたように、幌は破れ金具だけで、ボロボロだった。列車が走る度に冬の風が遠慮なく吹き抜けた。そこから見える景色は闇の中である。時々、沖の漁《いさ》り火みたいに、夏の終りの蛍火のように小さな灯りが細く小さく通り過ぎて行く。うっかり居眠りは出来ない。両手で錆びた幌の金具を握り、両足は四六時中動いている連結器の踏み板で踊っている。少年はゼンマイ仕掛けの人形みたいなことを何時までしておれば岡山に着くことが出来るのかと思っていた。列車はさまざまな人々の思いを乗せ、ただひたすら煙を噴き出し走っていた。

列車が岡山に着いた頃、ようやく夜が明ける気配がした。少年が五年前、奈良から収容列車で連れて来られた街である。田舎町のように何もない。一九四五年六月の大空襲で島から見ていても一晩中西の空が赤かった。

やがて、始発の市電が動き出した。片上《かたかみ》・虫明方面へ発着している巡航船の港、京橋へ線路づたいに街を歩いてみた。不思議な光景である。建物がなかった。線路の両側には向こうが見えないほどの高さに廃棄物が積まれ延々と続いていた。一晩で岡山の街は焼けた。

岡山の街は、死んだようにかすかな音でも気味悪く、夜明け前の闇に響いて静まり返っていた。ただ市電の線路が少し白く光っていた。その線路の両側は、空襲で焼けた街の色々な物が壁のように積み上げてあった。線路をつたわって行くと、急に右に曲って行った。人気の全くないがれきの山の中を歩いていると、影のない悪魔になりそうな気分になった。やがて、西大寺町で急に左に折れるように曲った。橋が見えた。橋の右のたもとに文明開化を思わせる角張った交番があって、それから先が急に明るくなって京橋に着いた。薄暗さのせいか、本当に空襲ですすけたのか、しっかりした橋脚《きょうきゃく》は健康だった。この先を少し行くと小橋があって、戦災で焼けなかった所がある。旭川の中州にあった花街だと聞く。更に線路づたいに行くと中納言の電停所がある。そのあたりからS字に通り抜けると門田屋敷あたりにでる。まるで京都を思わせる地名である。

旭川の流れはまだ眠っている。その中で川の中の小橋か中島あたりの人家の灯りが思い出したように一つ二つと見える。このあたりは川に挟まった中州地帯だったので一九四五年六月二十九日、B29の大空襲でも、焼き尽くされた岡山の街で魔法のように焼けずに残った。目的の川港は京橋を右へ少し下った所にあった。桟橋はなく川に沿って岸に段々があって長くまるで観覧席のように続いていた。川の水位が上下に変化しても荷物の積み降ろし、人の乗降などは、この階段が調整してくれるようである。

巡航船が二艘《そう》接岸していた。おそい冬の夜明けの中、岸で二つの七輪《しちりん》の火を起こしている少年がいた。炭とコークスを何本か骨が見える渋団扇《しぶうちわ》で懸命に叩いていた。その度に周囲に花火のような火花が散っていた。七輪の上には丸い鉄の塊がのせてあった。やがてそれが赤くなりオレンジ色になるまでは多少の時間がかかった。人の気配に少年は

「気をつけて当たれや」

と言った。近くで見ていると、齢《とし》格好も体格もよく似ていた。七輪のオレンジ色に焼けた鉄の塊はさかんに火花を散らしていた。少年は鉄の棒でオレンジ色の塊を危なげもなく船内に運んで行った。そして残りの一つも馴れた様子で運んで行った。二つの七輪はまだ熱く顔をそむけた。やがて、ドン、ドンと太い煙突から真っ黒な煙を出し馬鹿でかい音を出してエンジンが動き出した。少年が船から降りて来た。

「どこまでや?」

「虫明」

と答えると少年はにっこりとした。

「そうか、俺もこの船で虫明に帰る」

少年は巡航船の乗組員で機関員だった。

「焼けた鉄の塊で船が動くのか?」

「お前はアホか、何も知らんのう。あれは焼玉《やきだま》エンジンのヘッドや」

少年は船から呼ばれるまで焼玉エンジンの講義を得意気にやっていた。船のエンジンの音が合図だったように、どこからともなく荷物が集まり、人も船室にあふれた。狭い船室にもぐり込んだ。こ

の頃になると、対岸の小橋あたりの灯が次第に増えた。するとまぶしい程のスパークと轟音で、始発の市電が京橋を走った。それを合図のように、巡航船も警笛を鳴らした。何時の間にか人も荷物も船が傾くほど溢れた。程なくして船が動いた。乗合の客は、何の案内もなくても、この船の行き先は承知している様である。船体がそれ自体楕円形で、不似合な大きな煙突と板張りの屋根には荷物が山ほど積んであった。乗客は何よりもその荷物を気にしていた。列車のように不意に警察の取り調べがあるような話しは聞かないようだが、あれば海の上、逃げ場がない。巡航船はその太い煙突からやたらに煙を出しながら、それでも川の流れほどの速さで走っていた。船室の隅の板が急に開いて、そこからあの少年の船員がニャっと笑いながら這い上がって来た。船はまだ戦争の色をした旭川に流れているのか、自力で走っているのか、動いていることは確かだった。

あの少年の船員は時間を見つけては客室の隅の床を開けてやって来た。そして、

「浜の政はどうしている。善は兵隊から帰ったか……」

と聞く。うんうんと生返事《なま》をした。虫明の事は住んでいる島の住所区分がそうだと言う事で、漁港である虫明の中を見た事もないし知り合いがいるわけもない。少年は自分たちの仲間で虫明の誰かと人違いしているらしい。

「またな」

カニのように床板を開けて船底の機関室に潜って行った。

旭川はまだ灰色をしていた。材木や家具らしき物、何か分からない物が船を追って流れていた。巡航船もその中のひとつのように思えた。焼玉エンジンを精一杯焚いても、流れと同じようだった。次

第に明るくなる頃、焼けて川の両岸は何もない。それでも何かしている人影が見えるようになった。しかし、川の色は灰色でまだ空襲が続いているようである。

少年船員が首を出した。

「オレ、犬島で小豆島の土庄《とのしょう》行きの船に乗る。一緒に虫明に帰れんわ。みんなによろしくな」

内心やれやれと思った。ようやく青みがかった海に出た。旭川に比べると波は太陽に輝いていた。犬島にはバスターミナルのように巡航船や機帆船が港いっぱいにひしめいていた。あの焼玉エンジンの音で耳が痛くなった。犬島には戦前、銅の精錬所があったと聞いていた。四角な赤レンガ造りの煙突が大小幾本か見えた。

遅い一月の朝も浮標灯《ふひょうとう》（照明つきブイ）の灯りが消え、巡航船が犬島を出る頃にはようやく明るくなった。人も荷物も多少少なくなった。空も海の色も時間とともに輝いて来た。旭川からついて来たあの灰色はなくなっていた。この巡航船は京橋発で日生《ひなせ》行きだった。各駅停車のように、陸路が不便な港や離島に寄る。船から見る景色ははじめてである。船が進むにしたがって島になったり岬になったりする。船は犬島を出て瀬戸内海を東へ走っていた。不整脈のようだった焼玉エンジンもようやく調子がよくなった。朝日の中で見るこの巡航船は、はじめは純白に塗られていた筈だったと思うが今はもう綿入れ着物の白い綿がほころび出たみたいにところどころ剝げている。

こちらが動いているのか景色が動いているのか、機帆船も漁船も大きい帆や小さい帆を張ってゆっくり走っている。そんな景色を眺めているうちに大阪や神戸の焼け野原や進駐軍のことなどが海へ沈むように頭の中から消えていった。

犬島を出た船は海岸線に沿って、やがて牛窓《うしまど》に着いた。この付近は朝鮮通信使などで古くから知られているが、この地方有数の漁港であり、木造船の造船所があって、割に大きい田舎町である。そのため、終戦近くなって、米軍の艦載機にねらわれ、くり返し攻撃を受けた。その様子を長島から見ていた。石造りの港などには戦争の跡などなかった。もう長島は目と鼻の先である。途中、尻海《しりみ》に寄った。伝馬船で荷物と人が降ろされた。とうとう帰って来たか。海の様子、島や海岸の岩や松の繁みなど、絵のように静かである。どこかで鴫を撃つ銃声が鳴って海の上を走った。程なく長島である。瀬《せ》溝《みぞ》は浅いので潮の加減で大きい船が通れない時がある。入口の上森屋《うわもり》から伝馬船が寄って来て荷物や人を移す。久留米絣《がすり》のもんぺの少女が伝馬船を器用に漕いで来た。

「どっち」

と聞かれて、ドキッとした。

「光明」

と答えると瀬溝にある光明園の職員通勤桟橋に着けてくれた。

「あの、船代は」

とまごまごしている間に伝馬船は店の方に行ってしまった。

やっとのことで長島にたどり着いた思いである。これからが大変である。職員官舎地帯を突破して行く。患者地帯までに職員通勤道路を通らなければならない。一つ間違うと、逃走患者として捕まり監房へ入れられるのである。道路で子供を遊ばしている母子と出会った。一メートルほどに刈り込んだ貝塚の植え込みがある家が道路に沿って小ぎれいに建ち並んでいた。子供は、学生服にゲートル、戦闘帽に地下足袋、どう見てもチグハグな身なりに気味悪がったのか母親の後にかくれた。生まれてはじめて通る職員の道、その砂利道を地下足袋で踏みしめて歩いた。左手の事務本館の階段の下に守衛所があった。

「ただいま」

と声を掛けると

「早かったのう」

と返事があった。患者が通ったらいけない道がある。職員の専用の通勤道路である。湖のような木尾湾が目に入る。その奥に沿って細い道がある。向こう岸に赤い屋根の少年少女寮が見える。足が急に速くなった。静養室、隔離病室、収容所、学園の前を通り抜けると子供の歓声が聞こえる。一昨日ここを出たばかりなのに、十年のなつかしさがある。

「ただいま」

子どもたちが飛んで来た。何か買って来ればよかったと後悔していると、

「お母さん、兄さんが帰って来たで！」

見慣れた寮母さんも出て来た。

「早く顔を洗ってご飯を食べておいで」

そう言われれば、ここ三日食う物も食ってないが顔も洗ってない。

子供たちと一緒に寝ている十五畳の部屋に入ると大の字になった。すると声も出ない程、空腹が襲って来た。

「腹減ったろ、しっかり食べて、ゆっくり休み」

そう言って寮母さんが正月用のご馳走を運んで来た。お餅が入った雑煮、数の子、なます、正月のご馳走である。夢中で食った。腹がポンポンになった。横になった後は記憶がない。目が覚めたのは翌日の朝だった。何時ものように、今日の農作業の段取りを考えていた。ぼんやりしていると自分の切符をくれた寮母さんがやって来た。

「それで親戚の誰かに会えた？」

「誰にも会えなかった」

「あほやなあ、そんなら帰って来なくてもよかったのに」

「ええ……！」

その意味を理解するのにしばらく時間がかかった。


今、此処は韓国の天安望郷の丘である。十月の芝生に整然と立ち並ぶ墓標の列、その中に父の安葬の儀式を終えたのがあった。声をひそめ、涙をのんで、はるか日本の大和高田から七十五年の年月をその白い骨壷にかけた。

戦後すぐ大和高田に行ったが、親族の誰一人とも会うことが出来ず岡山へ戻った。

子供たちの世話をしながら、一反二畝の山の段々畑を耕しながら、島の人間になるのだろうと時間が止まった時があるとそんな事を考えていた。

もともと体があまり丈夫でないため、二十代すでに肋膜炎から結核に追いつめられ、死と追いかけっこをしていた。結核病棟の四号室の四角い窓に夢を浮かべて涙していた。

やっとの思いでわずかの健康を取り戻したが、大和高田へは二度と行くことはないと考えて、それから二十五年程経った頃になると、人も世の中も落ち着くべきところへ納まった時代のようにみえた。

友人の仕事の手伝いで大阪の大蓮《おおはす》（旧おばつじ）あたりにいた頃である。休みで二人共どこへ行く目当てもなくぼんやりしていた。五月の暖かい季節と遠く走る電車の音で目の奥を横切ったものがあった。その時、三十数年間も思いもしなかった、何処から飛んで来たのか矢のように、心に鋭くしかも深く突き刺した。今になって父の事を思い出すとは。「お墓でもお参りしようか」。友人も子供の頃に親を亡くしているので考えることもなく同意してくれた。

大阪の街中をいくつも電車を乗り継ぎ、乗り替え、やっと三十数年前の昔にたどり着いた。あの枕木の階段、ホームが、連絡通路もあって、人も電車も川の流れのように勢いよく流れていた。「鶴橋」と言うスピーカーからの声、人の流れは何時までも途切れそうもない。次から次へとホームに入る電車は形一つ一つ変わっているが、特急、準急、区間急行とかまるでオモチャのように思い思いの彩りで動いていた。板張りの電車は一輛もなく座席の緑が陽光に輝いていた。

近鉄大和高田駅に着いて、その変わりように声が出るほど驚いた。少し下る坂道の両脇にあった溜池は跡形もなく埋め均《なら》され、見た事もない大きい駐車場になっていた。

大日本紡績の高いスレートの塀の内側は静まり返って、塀に沿ったレールが真っ直ぐ光っていた。しばらくして踏切を右へスレートの塀に沿って行くと叔母たちが住んでいた二階建ての格子戸の家、三軒長屋であったはずだが、モルタルの家になっていた。この道は父の葬儀の時、線香の束を持って歩いた。友人もただ無言で歩いている。三叉路に出た。右側には国鉄大和高田駅、その駅前に木造三階建の大和高田警察署が肩を怒らしていた。三十年数前、父を亡くした年、療養所へ強制収容される時に同行した巡査が、今にもサーベルを鳴らして現れそうである。道を左へ行くとやがて里山などがあって、それにしても赤い屋根のモルタルの家が目に付く。田畑の中にひっそりしていた斎場がその墓地と共に赤い屋根のモルタルの家に埋っている。墓石が白く乾いて見えた。探している物は幸いにして早く目に入った。墓石の新旧はあったがそれは昔と同じであった。無縁仏の納骨堂である。

途中で買ったゴールデンバットを供えて頭を下げた。やがて管理人風の大柄な男がやって来たので父の骨を探したいと頼んだ。すると大変な勢いでがなり立てた。

「お前ら世の中が少しよくなったら、みんな親孝行面《づら》して骨を引き取りに来る。上へ上へ積みかさねたので、昔の物は木の骨箱が腐るので土になる。どうしてもと言うならその辺の小石でも持って行け」

管理人の剣幕に友人と二人して返す言葉を失ってしまった。そして無縁仏の意味も全く理解していなかった。また日を改めて来るか、それとも年に一回お参りに来るか……。

そのまま過去を塞ぐようにしてずいぶんと時間が経った。既に七十五歳を迎えた身体はいくつか病気を抱え弱視が進み足腰も弱まって、私は車いすに頼る生活を余儀なくされていた。この頃になると、療養所の在日韓国人も祖国への行き来が自由になり、県の同胞団体（韓国民団）本部では、韓国、天安市に作られた在外韓国人の為の国立墓地の案内を始めた。光明園でも同胞たちが故郷へ骨を埋めたいとの願いから競って墓地を購入し、私は皆に頼まれてその手続きを済ませるうちに、ふと、無縁仏になった父に想いを寄せる事があった。そして、「今ならば……」とためらいもなく、祖国に父の墓を購入したのである。

その年、数十年ぶりに、私は父の無縁仏のある大和高田の寺を訪れた。駅に着くと、年配の運転手のタクシーを案内役に頼んだ。しかし、大和高田市営の斎場が引越し、大日本紡績などはその跡地に体育館が出来たり高層団地が建ったり、土地の人でもその移転先はわからないということである。六十五年前、まだ里山があったのに田畑はみんな町に変わったのである。車を走らせて斎場探しである。六十五年という遠い記憶の出来事である。町外れに黒い大理石の建築物があった。車を寄せてみると、何と入口の右側に六地蔵が出迎えてくれた。管理事務所へ行くまでもなく、そこには古びた御堂、子供の丈《たけ》ほどの地蔵が思い思いに立っていた。また錦地《にしきじ》の袋に納められているちいさな骨箱が地蔵の足元にいくつか置いてあった。友人が納骨堂の鍵を借りて、表の鉄製の扉を開けると足元にこぼれるようにいくつもの箱が転がって来た。なんと悲しいことだと涙を押えていた。

それから、あの納骨堂を訪れたのはその年の秋だった。同行したのは、ハンセン病支援グループの男女、報道関係者と在日韓国・朝鮮人の有志たちである。大和高田駅に集合し、車に乗り込んだ。あとは左の道を走ればよい。それにしても、その昔は田畑があってその中に石の野仏が笑ったり泣いたりする顔が見えて、そこには子どもたちの遊び騒ぐ声が聞こえていた。今は、車が行き交うのに狭い路とゴタゴタした建物を通り抜け、苦労してあの六地蔵の前に辿り着くと、さっそく駐車場で作業の用意をした。工事用の敷物、軍手、そのほかには別になかった。無縁仏の納骨堂の近くの空き地を見つけてシートを敷いた。きらきらと秋の陽光が青いシートに走る。丁寧に無縁仏の骨壷が一つ、その上に置かれた。一応、納骨堂の中の物を全部シートの上に出す。次に骨壺一つ一つをよく調べる。無縁仏というものは、氏名も死亡年月日も記していないことが多い。前に来た時、管理人が「無縁仏の納骨堂に、氏名、死亡年月日が記入されたものがあるが、それは無縁仏とは言わないものだ」と言っていた。しかし、後に遺族が取りに来るかもしれないので、骨箱と壺の蓋か底に書いておく場合もあると聞いて、注意深く扱うようにした。

色々な思いで各々考古学者のように名の無い骨壺を調べていた。大方は立派な骨壺でも名は無かった。中にはボール箱の物もあって皆首をかしげた。この調子では父について希望的な物は出るとかあるとかではなく、もうすでに土に帰ったのではないかと思うようになった。青いシートの上は涙ぐましい努力でいっぱいになった。一柱から数を確かめていた者が告げた。「七百は超すよ」。それが絶望的な宣告だった。折角の機会だから、この無縁仏の納骨堂の中をきれいに掃除して扉を全開にして秋の風を充分通した。それから元の通り骨箱、骨壺を納めることになった。大きいものを下に、注意深く中、小と上へ順に積み重ねた。

誰かが納骨堂に敷かれた土を一握りそっと手渡してくれた。これですべての作業は終った。秋の陽は西に傾いていた。今まで気がつかなかったが左手に納骨堂と並んで立っている碑をあらためて見た。高さは納骨堂と同じほどである。その碑文には、

此《こ》の納骨堂は不幸にして無縁となった人たちの遺骨を永久に安置致すべく出来たものですが有縁の人でも一時納骨に御差支《さしつかえ》の方は御遠慮なく御納骨下さい　何《いず》れも無料です　そして後日他へ御移

し替へはいつでも御随意に出来ます
猶《なお》くはしき事は墓地管理人へ御尋ね下さい
昭和九年八月
建設者敬白

父はこの納骨堂で一九四一年から天安へ安葬されるまで（二〇〇四年）ひたすら待っていた。

墓標

表　慶州崔公性栗之墓

裏　一九〇〇年十二月　二日　生
一九四一年　五月　一日　卒
二〇〇四年　十月　四日　立

日本國奈良縣北葛城郡髙田町
大字土庫五八番地　死亡
子　崔　南　龍

（二〇〇五年）

解説

受け身を選びにひるがえす

冒頭の短編「黴《かび》」は、父の「この糞たれ奴《め》、お前さえいなければ、おれは何時《いつ》でも死んでやるんだが……」という言葉で始まる。

終章「一枚の切符」では、寮母の相良のお母さんが自分のために用意された切符を、崔さんに「家に帰り」とくれる。元の在所まで行ったけれど、身寄りは見つからず、帰ってきた少年に、相良のお母さんは「あほやなあ、そんなら帰って来なくてもよかったのに」という。十歳で父を亡くし、ハンセン病療養所に強制収容された崔少年は、十五歳の時、そこから出て社会で生きる機会を提供された。しかし、彼は療養所に帰ってきて（帰ってこざるをえなくて）、「あほやなあ」といわれる。その相良のお母さんの情愛がきっかけになって、生きる場として選ばされてきた療養所を、みずからの生きる場として選び直したのである。この選び直しが、その後に、彼をしてこのような文学的営みをなさしめたといえるのではないか。それは自由な選びとはいえないが、心を決めての選びではあった。

その作品世界

作品を見ていこう。第一部の「療養所の暮らし」は、「お召列車」から「園内通貨」まで、著者の体験を軸にしながらの邑久《おく》光明園の歴史、施設、日常生活をえがいている。「面会所」、「監房」などでは、入所者の哀感、懲罰の不条理が、「患者作業」、「園内語」、「園内通貨」などでは、具体的な日常生活の細部が克明に描かれている。事実の記録として貴重であるばかりでなく、そこに暮らす者にとっての悲喜こもごもの思いが語られていて、心にしみる。例えば、「互助相愛」の思想から生まれた「籍元《せきもと》」制度についてこうのべている。「なぜ、このような仕組みがうまれたかを、我が療養所半生のなかに振り返ってみると、おのずと答えに導かれる。家族やすべてを失ってここで生きていると、自分の骨を自分が拾うような寂しさ、その孤独感が身に染む。生きとし生けるものとして愛情のひとしずくが欲しいという思いから、他人との結びつきを望んだのではないか」。

そして、『らい』を病む者にとって生きるということは、社会に対する一種の抵抗であった」。それは「決して自己否定の表れではなく、生きざまそのものが自己主張であり、自己や社会への抵抗であるのだ」と言い切っている。

「孤島の闘い」の章の「識字学級　アジュモニたちの日本語」は、必要に迫られて園内で在日韓国・朝鮮人の入園者に日本語を教えた経験を綴ったものである。自分が先生と呼ばれたことを嬉しく思いながら、「しかし、そう呼ばれた私が、かえって生徒たちから人生のことをいろいろ学ばせてもらった。本当は、そのアジュモニたちが私の先生であったのかもしれない」と結んでいる。

「出張裁判　「らい」を裁く」は療養所の中の負の一面の物語である。禁じられていた賭博や喧嘩の処置から医療刑務所が設けられたことなどが要領よくたどられているが、重要なのは「藤本事件（通称菊池事件）」についての記述である。冤罪であるとの訴えを退けて死刑が執行されたこの事件に対して、崔さんはその時、抗議文を起草している。「癩」という病がその奥に秘める闇について、崔さんがのちになって気づく。

「癩という病は、大昔から罪や悪行とすりかえられてきた。収めきれないことを成り立たせるため、癩患者は身代わりになり、幕をかぶせてしまえば、真実までもおおい隠せたのだろう」。

藤本事件の再審請求が高まるなかに遺族の姿が見えないことに気づいて、「癩という杭を打たれた村で生きた者にとって、正義だけではすまされぬ、地に根づいた積年の恨みがある」とその闇の深さを指摘している。その闇は、崔さん自身が背負った闇でもあることに気づいたのである。

一般的な正義だけでは済まされない差別の問題は、「出頭不能　年金問題から指紋押なつまで」で、実際の経験としてのべられている。崔さんの外国人登録証明書には、「写真もなく、指紋押なつの箇所には『出頭不能』の判が押され空欄になっていた」。それはハンセン病療養所の患者だけに対する措置であった。崔さんは、在日韓国・朝鮮人の指紋押なつ反対運動にかかわり、押なつを拒否した人の裁判を傍聴し、交流会で発言した。

「あんたがたはな、指紋拒否やけんど、私らは指紋押させて下さいっていう願いがあるんよ。立場が違う。押して初めてあんたがたと同等なんよ。押せ、言われたら抵抗あるんやけんど、出頭不能っていう判こ押されてね、手帳突き返されたら、話にもなりませんわ」。

一般社会の正義の常識を揺すぶる地底からのもだえ声である。

いのちのつながり

「胎児標本　いのちの証を見極める」は、生命倫理についての深い思想を秘めている。

ハンセン病療養所では、優生手術・人工妊娠中絶が合法、非合法のうちに行われてきた。その結果として、ホルマリンに漬けられた胎児の標本が永年、療養所内に放置されてきた。この胎児標本の処置については、十分な調査がなされないまま火葬されてハンセン病の歴史から消された。

ハンセン病療養所では、「いのち」と「生きる」ということは別問題であった。かつてのハンセン病者は、生命の価値を国家によって一方的に規定され、生きることを許すか、許さないかを国家が決めていた。胎児は生きることを許されないものであった。

「私は、老いながらえてなおいまを生きている。国家によって、生きる価値がないとされた者がなぜ無理して生きているかと問われれば、そこに抵抗があるからだ。親や世間から死んでしまえといわれたことに対する、一種の抵抗。生きたって何かがあるわけではないし、病気が完治するわけもない。けれども、生きているのは、生を否定された者が抱く、『殺されてたまるものか』と自分を肯定する本能ではないだろうか」。

そういう本能を肯定するならば、「いぅてやらにゃあかんやろ、そのいのちのことを」と身を起こさざるをえなくなる。「この自分が胎児としてビンに入れられた赤子らの仲間だと感ずることがある。こうして生きている意味は、胎児たちの代弁者であるともいえるのだ」。

この感覚、この思想は、「いのち」が別々の個々人に帰属しているのではなく、個を超えた生命のつながりのうちにあることを表明している。

「われわれ庶民は、もっと素朴な疑問として療養所の胎児のいのちをとらえてもらいたい。いいかえると、学問や知識のない人が、最も大事な人間の基本的な問題に直接触れることが案外ある。そういう裸の視点に立っていないと大事なことがみえてこない」という。崔さんのいうこの「裸の視点」を、私は「人間共通の低みに据えられた視点」と呼んできた。はだしになって、地面の上に並べば、背に高い低い、体の痩せている太っているの違いはあるが、足の裏の高さは同じである。その共通の低さに立って考えようという考え方である。

私たちは、崔さんとの対話や文章の中からヒントを得て、私たちの小さな会を「くるみくるまれるいのちのつどい」と名付けた。いのちは母親の胎内にはらまれ、くるまれて息づき始め、誕生して産着《うぶぎ》にくるまれて育ち始める。包むという文字は、まだ形が定まっていない胎児が母の胎内にある姿をかたどった象形文字から来ているそうだ。「くるむ」には、大切に包むニュアンスがこもっている。また「くるむ」は「くくむ」につながっている。「くくむ」は、万葉集に「我が子羽ぐくめ、天《あま》の鶴群《たずむら》」という歌があり、羽でかき抱く、また乳を吸わせる、などの意味がある。「育む」は現代語でもある。

現代科学技術文明は、そうしたいのちのありようから遠ざかり、専門家が生命の管理、操作、処分をおこなってよいという考え方になっているのではないか。「ハンセン病問題に関する検証会議の最終報告書」の中の提言で、ホルマリン漬けの胎児のうち、四ヶ月未満の胎児は医療用廃棄物に属するものであるからしかるべく処理されるべきであると書かれていたことを知って、それでいいのかと思った。四ヶ月未満でも胎児がいのちの芽を育んでいたことに変わりはないのではないか。医療用廃棄物、要するにゴミとして捨ててよいという扱い方には批判を抱かざるをえなかった。

崔さんはいう。

「自分がそうなったらどうだろうか。その標本が自分であるならば、という視座から始まる」。「これも数に入れて下さい」。「物理的にいって人間でないというなら、形のない人としてでも認識してもらいたい」と。

徹底した低みからの声である。

暮らしてきた場所の物語

「木尾湾物語り」は、木尾湾の風景、生き物、人と施設などが目に見えるように描かれている。その中の「二つ岩」は、火葬場の話である。

「焼き場の出入口近くには、枝が四方八方に広がる大きな山桜の古木がそびえ立ち、煙突を包みこむようにじっとお弔いを見守っている。患者がふだんからよく口にしたのは、『自分の故郷には火葬場の煙突からしか帰れない』という言葉である。煙突から流れ出す煙は、精霊となって古木の枝葉をグルッと回り、故郷の方向を見定めたかのごとくすっと空に舞あがると、なごりおしげに海を見わたし、二つ岩の間をくぐり抜けて彼方へと消えていった」。

この作品からは、崔さんの死者を弔う挽歌が聞こえてくる。

幼い日の記憶　青年期の苦しみ

第二部の「幼い日の祖国」は、海と山を隔てた朝鮮での幼少の頃の記憶が、一幅の絵のように描かれている。「チギと黄色いマックワ」、「布にくるまれた妹」、「幼い『三重連』」には、ユーモアと悲しみとが入り混じっている。

「ひなたひかげ　初期作品集」と「春想秋忘　随想集」は、結核になやまされながらすごした青年時代の作品である。崔さんの特質の一つに、思い巡らすということがあると思う。それは生と死がきわめて近い距離にある日常がうながしたのである。例として、「寝台の凹《くぼ》み」という詩がある。

病室の裏庭に干してある寝台を見て、「マットの凹《くぼ》みが痛々しい」と感じ、「幾人《いくたり》の人が／その生と死の苦しみを／この一つの寝台に記しただろうか」と思いを馳せ、この「マットの凹みには／報いられなかつた／みたされなかつた／めぐまれなかつた人生のなげきが／聲《こえ》なき魂のつぶやきが／陽炎《かげろう》に似てか細くゆらいでは消えて行く／淋しさがある」と歌っている。ここには感傷とともに、考えを巡らす思案がある。崔さんの場合、思索というほど概念を使って考えるのではなくて、海水が温まって水蒸気となるように、感情が温まって思案が立ち上るのである。

天安望郷の丘で

終章「一枚の切符」は、崔さんが歩んできた道を天から眺め下ろしているような作品である。韓国の天安望郷の丘に立って来し方を振り返れば、父が亡くなった日本の大和高田の無縁墓地の納骨堂が見える。そして、そこから遺骨の代わりに一握りの土を骨箱に収めて携えてきた。父は一九四一年から、この韓国天安の墓地に安葬されるのをひたすら待っていたと、天から語りかけてくる。「井の中の蛙《かわず》　天の高きを知る」という言葉がある。崔さんはハンセン病療養所という狭い世界にあったが故に「天の高き」を知った人だと言いたい。

時は流れ、往時茫々、崔さんは、いま、視力を失っている。しかし、天の高きを知る心の目は健在である。療養所を終《つい》の住処《すみか》とし、日々、情念と思考を編み、天に伸びる亭々たる木として、この一書を差し出している。

花崎皋平

［執筆者紹介］

畑野研太郎（はたの・けんたろう）1948年，京都府生まれ．長崎大学医学部卒業．淀川キリスト教病院勤務を経て，日本キリスト教海外医療協力会よりバングラデシュにハンセン病の医師として派遣，2009年から2014年まで国立療養所邑久光明園園長．現在，同園名誉園長，日本ハンセン病学会理事，公益社団法人日本キリスト教海外医療協力会会長．著書『分からないけど理由（わけ）がある』（聖公会出版）ほか．

孫和代（そん・かずよ）1957年，東京生まれ．織物の制作，および染色品の修復に携わっていたが，現在は家業の手伝い．2003年から日本全国および韓国のハンセン病療養所を歴訪，入所者から聞き取りをする．花崎皋平らとともに，2005年「ハンセン病胎児標本問題を考える市民の会」を経て，2010年「くるみくるまれるいのちのつどい」を設立し（本書所収「布にくるまれた妹」が発想源のひとつ），その間の思索を綴った文章「盛命包」を発表．

花崎皋平（はなさき・こうへい）1931年，東京生まれ．東京都立大学大学院修了．西洋哲学専攻．1964年から1971年まで北海道大学教員．以後，文筆業．著書『生きる場の哲学』（岩波書店）『アイデンティティと共生の哲学』（筑摩書房／平凡社）『静かな大地——松浦武四郎とアイヌ民族』（岩波書店）『田中正造と民衆思想の継承』（七つ森書館）ほか．

＊本書の編集は宮田仁（フリーランス・エディター）が担当した．

著者略歴

（チェ・ナムヨン）

1931年，神戸市生まれ．在日韓国人二世．通称名，南龍一（みなみ・りゅういち）．幼時に植民地下の朝鮮へ渡って父の実家で暮らすが一家は離散，父に続いて日本に戻る．1941年ハンセン病を発病し，父が自死したあと岡山県長島の国立療養所邑久（おく）光明園に入所．園内の創作会「島陰クラブ」に入って1948年の短編「黴（かび）」から執筆活動を開始．1957年ごろから作家・木島始の指導を受け，園外でも「黒いみの虫」が『文芸首都』で佳作として紹介される．1959年の国民年金法による障害福祉年金から除外された在日韓国・朝鮮人への年金支給要求運動のなかで，在日療友とともに生活記録集『孤島』をガリ版で発行．ハンセン病患者が隔離法廷で死刑となった「菊池事件」への再審請求や，在日外国人の指紋押なつ問題で独自の立場をつらぬき，ハンセン病胎児標本問題をめぐる運動にも影響を与える．2006年，「大和高田から天安へ——恨（ハン）百年」が第32回部落解放文学賞・記録文学部門（選者・鎌田慧）で佳作を受賞．2013年に視力を失うが，今も光明園にあって，かつてのハンセン病療養所の情景を口述筆記で記録する．著書『猫を喰った話——ハンセン病を生きて』（「崔龍一」名義，2002）『崔南龍写真帖　島の65年——ハンセン病療養所邑久光明園から』（2006，以上解放出版社）．編著書『孤島——在日韓国・朝鮮人ハンセン病療養者生活記録』（解放出版社 2007）．

崔 南龍

一枚の切符

あるハンセン病者のいのちの綴り方

2017年 4月28日 印刷
2017年 5月10日 発行

発行所 株式会社 みすず書房
〒113-0033 東京都文京区本郷 5丁目 32-21
電話 03-3814-0131(営業) 03-3815-9181(編集)
http://www.msz.co.jp

本文組版 宮田 仁
本文印刷・製本所 中央精版印刷
扉・表紙・カバー印刷所 リヒトプランニング
地図製作 キャップス
装丁 安藤剛史

Printed in Japan
ISBN 978-4-622-08601-7
[いちまいのきっぷ]